Manfred Wolfersdorf

Depression

Die Krankheit bewältigen

Manfred Wolfersdorf

Depression

Die Krankheit bewältigen

BALANCE ratgeber

Manfred Wolfersdorf:
Depression. Die Krankheit bewältigen
1. Auflage 2008
ISBN 978-3-86739-027-9

Bibliografische Information der Deutschen Bibliothek
Die Deutsche Bibliothek verzeichnet diese Publikation in
der Deutschen Nationalbibliografie; detaillierte bibliografische Daten
sind im Internet über http://dnb.d-nb.de abrufbar.

Bei Medikamenten, die in diesem Buch
ohne besondere Kennzeichnung aufgeführt sind,
kann es sich um gesetzlich geschützte Warenzeichen handeln,
die nicht ohne Weiteres benutzt werden dürfen.

Originalausgabe Psychiatrie-Verlag, Bonn 2000.
Lektorat: Uwe Britten, textprojekte, Geisfeld
Umschlagkonzeption: p.o.l. kommunikation design, Köln
unter Verwendung eines Bildes von Photocase (www.photocase.com)
Typografie, Illustrationen und Satz: Iga Bielejec, Nierstein
Druck und Bindung: Clausen & Bosse, Leck
Zum Schutz von Umwelt und Ressourcen wurde für dieses Buch
FSC-zertifiziertes Papier verwendet:

FSC
Mix
Produktgruppe aus vorbildlich bewirtschafteten
Wäldern und anderen kontrollierten Herkünften
www.fsc.org Zert.-Nr. GFA-COC-1223
© 1996 Forest Stewardship Council

Vorbemerkung 7
Einleitung 9

TEIL I **Beschreiben und verstehen**

Unsere heutigen Vorstellungen von depressiven Erkrankungen 16
Was ist eine »Depression«? 19
Gefühle und Stimmung – Trauer 24

Die Symptomatik einer Depression 31
Leidensdruck 31
Fühlen 41
Ängste 48
Denken 49
Körperwahrnehmung 65
Handeln 71

Verursachung und Verlauf depressiver Erkrankungen 75
Unterschiedliche Verläufe 90

TEIL II **Behandeln und bewältigen**

Therapie 94
Frühzeitige therapeutische Begleitung 95

Psychotherapie 105
Klagen erlaubt: Die psychotherapeutische Beziehung 112
Erste therapeutische Schritte gehen 119
Einzelpsychotherapie mit depressiv Kranken 124
Psychotherapeutische Gruppenarbeit mit Depressiven 130

Medikamentöse Behandlung 141

Wie wirken nun Antidepressiva? 149

Zur medikamentösen Rückfallvorbeugung und Dauertherapie 161

Anmerkungen zur Therapie mit Antidepressiva 163

Soziotherapie bei Depressionen 170

Langfristige Behandlung und Wiedererkrankungsprophylaxe 176

Chronische Depression 178

Depression und Suizidalität 184

Die »wahnhafte« Depression 190

Schlussbemerkungen 196

Literatur 198

Internetadressen 207

Vor einiger Zeit fand ich auf dem Weg zu einer Stationsvisite etwas Zeit und ich setzte mich auf die Bank vor der Station in die Sonne, und zwar neben eine gerade mit einer depressiven Erkrankung aufgenommene Patientin. Ich hatte sie am Tag zuvor notfallmäßig gesehen und ihr dann die stationäre Aufnahme empfohlen. Wir unterhielten uns über das Eingewöhnen in der Klinik, über ihre und meine Herkunft und über das Genießen des warmen Sonnentages bzw. ihr »Nicht-genießen-Können«, ihre Unfähigkeit, solche und auch andere Gefühle überhaupt empfinden zu können. Selbst das Weinen, das fast von allein käme, berühre sie nicht, führe auch nicht zu einer Erleichterung.

Mit ihren knapp 60 Lebensjahren sah die Patientin deutlich jünger aus, als sie war, war braun gebrannt und wirkte sportlich: »Man sieht es mir nicht an. ›Du siehst doch gut aus‹, sagen viele, auch Nahestehende, die mich lange kennen.« Und nach einer Pause fügte sie hinzu: »Wer nicht selbst depressiv war, kann das nicht verstehen. Es ist so schwer zu beschreiben, es gibt kein Wort, das benennt, was eine Depression ist. Traurig zu sein, ja, das kennt jeder, aber das ist es nicht. Die Sonne, die jetzt wärmt, berührt mich nicht.«

Das vorliegende Buch will trotz des obigen Vorbehalts der Patientin, dass eine Depression in ihrer Tiefe nur derjenige verstehen könne, der selbst einmal depressiv war, eine Brücke bauen. Häufig habe ich von schwer depressiv erkrankten Menschen die Klage gehört, dass die ihnen von Angehörigen geschenkten Ratgeber zu wenig ihr eigenes Krankheitsbild einer schweren depressiven Erkrankung wiedergeben und viel zu oft ein leichtfertig dahingeschriebenes »positives Denken« empfehlen würden. Letzteres sei sowieso nur von Gesunden leistbar und genau das seien sie nun einmal nicht. Deshalb ist das hier vorliegende Buch nicht als Übersicht über den derzeitigen Stand des Wissens zur Depression gedacht. Es geht vielmehr darum, depressiv kranke Menschen in ihrem Empfinden zu verstehen sowie den möglichen Verlauf der Erkrankung und die therapeutischen Wege aus ihr heraus besser zu erkennen.

Dies geschieht aus meinem persönlichen Blickwinkel heraus und vor dem Hintergrund einer nun dreißigjährigen Beschäftigung mit depressiv kranken Menschen im stationären und ambulanten Bereich. Von den von mir oft langjährig begleiteten Patienten und ihren Partnern und Familien habe ich gelernt, was eine depressive Erkrankung bedeuten kann. Hierin sind persönliche therapeutische (oder auch »nichttherapeutische«) Beziehungs- und Arbeitserfahrungen ebenso eingegangen wie Beobachtungen und Meinungen anderer Berufsgruppen und vieler Angehöriger. Die Absicht dieses Buches ist, näher an das Erleben depressiven Krankseins heranzukommen und damit die Krankheit Depression und den depressiv erkrankten Menschen besser verstehen zu lernen – um ihm besser helfen zu können.

Manfred Wolfersdorf

K.R. Jamison (1997) hat in ihrem Buch *Meine ruhelose Seele* die Geschichte ihrer manisch-depressiven Erkrankung einfühlsam beschrieben. Sie ist Psychologin und auch Professorin für Psychiatrie und sie hat sich als Wissenschaftlerin, aber auch als Betroffene und als selbst Therapieerfahrene jahrelang mit der Behandlung depressiver und manisch-depressiver Patienten beschäftigt. Sie schreibt über ihre Depression:

»Ich fühlte mich total erschöpft und konnte morgens kaum aus dem Bett kommen. Jeder Weg kostete mich doppelt so viel Zeit wie gewöhnlich, ich trug immer wieder dieselben Kleider, denn die Entscheidung für etwas anderes hätte mich zu sehr angestrengt. Ich fürchtete mich davor, mit jemandem sprechen zu müssen, ich ging meinen Freunden, wenn möglich, aus dem Weg, frühmorgens und spätnachmittags saß ich fast reglos in der Schulbibliothek, mit totem Herzen und einem Gehirn so kalt wie ein Lehmklumpen.« Und sie schreibt weiter: »Jeden Morgen wachte ich todmüde auf, eine Erfahrung, die meinem eigentlichen Ich ebenso fremd war wie der Lebensüberdruss oder die Gleichgültigkeit, die als Nächstes kam.« (S. 47 ff.)

Wenige Jahre zuvor hatte der Psychiater und Psychoanalytiker P.C. Kuiper vom Lehrstuhl für Psychiatrie in Amsterdam in *Seelenfinsternis* (1991) seine Depression beschrieben. P.C. Kuiper reflektiert in seinem Buch im Kapitel »Patient und Psychiater zugleich«, wie er sich, auf seine Krankheit zurückblickend, gefragt habe, ob das, was er sich an Vorstellungen über Depressionen bis dahin gemacht habe, eigentlich richtig gewesen sei. Er kommt zu der Auffassung:

»Viele Depressionen und ihre psychotischen Formen treten

in Phasen und Anfällen auf. Zwischen diesen Anfällen fühlt sich der Patient gesund. Anlagefaktoren spielen zwar eine Rolle, das bedeutet jedoch nicht, dass man, wie durch eine Schicksalsfügung, eine Depression bekommen *muss*. Es ist eine spezifische Anfälligkeit, eine Verletzlichkeit vorhanden. Die Kette hat ein schwaches Glied, das nur bei Überbelastung bricht. Die Depression tritt auf, wenn das innere Gleichgewicht gestört wird, vor allem durch Leid und Kränkungen.« (S. 231)

P. C. Kuiper erinnert sich an seine Symptomatik, nämlich keine Lust zu etwas zu haben, niedergeschlagen zu sein, häufig unter Suizidneigung zu leiden, sich selbst zu entwerten, Gedanken und Wahnvorstellungen zu haben, der Körper sei krank und das Leben gescheitert, verbunden mit Schuldgefühlen sowie fehlender Zukunftserwartung, oft einhergehend mit körperlichen Symptomen, Schlafstörungen, mangelndem Appetit und Obstipation. Aus Sicht als Betroffener meint er:

»Die depressiven Anfälle sind in der Regel sehr gut zu behandeln, die psychotischen Depressionen gleichfalls. Die chronische Düsternis oder eine Neigung dazu ist auch kein unabwendbares Schicksal. Psychotherapie, das heißt systematisches Durchsprechen der zugrunde liegenden Problematik, ihrer bewussten und unbewussten Aspekte, in Verbindung mit Medikamenten oder auch nicht, kann diesem schrecklichen Leiden ein Ende machen.« (S. 233)

Es scheint also längst möglich geworden zu sein, über eigene Depressionen zu schreiben und, wenn Fachkompetenz und Kompetenz als betroffene Person zusammenkommen, auch ein vertieftes Verständnis für das Erleben in der Depression zu vermitteln. Depressionen sind derart weit verbreitete Erkrankungen – einige Ausführungen zur Häufigkeit in der Allgemeinbevölkerung finden sich später –, dass eine Verbesserung des Kenntnisstandes nicht nur für Betroffene und Angehörige, für Ärzten, Psychologen, Sozialpädagogen und alle, die im medizinischen und psychosozialen Feld tätig sind, und auch in der Allgemeinbevölkerung zu fordern ist.

Dabei geht es nicht um das, was ich hier »Alltagsdepressivität«, nämlich eine schwankende Gestimmtheit in Zusammenhang mit Alltagsbelastungen, nennen möchte. Dabei würde es sich um ein grundsätzliches Lebensgefühl (HAU u.a. 2005) oder schlimmstenfalls sogar um einen Missbrauch des geradezu modisch gewordenen Wortes »depressiv« handeln.

Es geht hier also um das, was heute die »schwere Depression« heißt bzw. früher »Melancholie« hieß, um eine Erkrankung, die den gesamten Menschen in seiner psychischen und körperlichen Befindlichkeit, in seiner Selbsteinschätzung und Selbstbewertung, seinem Erleben und Handeln in Gegenwart, Vergangenheit und möglicher Zukunft betrifft. Dabei gerät plötzlich vieles in Frage: die persönlichen Entwicklungsmöglichkeiten, die körperliche und psychische Leistungsfähigkeit und die Beziehungsfähigkeit. Der Mensch ist nun in seiner Vitalität derart beeinträchtigt, dass zuerst die Krankschreibung und die stationäre Behandlung, aber auch eine Lebensgefährdung durch Suizidalität und die Beeinträchtigung der gesamten Lebensperspektive durch Chronifizierung entstehen können.

S. KASPER u.a. (1994) geben an, dass nach der internationalen Einteilung psychischer Erkrankungen (die sogenannte ICD-10) davon ausgegangen werden muss, dass in der Gesamtbevölkerung rund 17 Prozent der Menschen im Verlauf ihres Lebens an einer Depression erkranken, wobei die schweren depressiven Störungen etwa 4–5 Prozent ausmachen. Das bedeutet für die

Festlegung an einem beliebigen Stichtag, dass ca. 10 Prozent der Bevölkerung an Depressionen leiden, und zwar Frauen doppelt so oft wie Männer. Beklagt wird von Fachleuten, dass nur rund 50 Prozent dieser Personen von Hausärzten als depressiv erkannt werden. In Fachkliniken jedenfalls beträgt der Anteil der schwerstdepressiven Patientinnen und Patienten zwischen 15 und 25 Prozent.

Auch die Gesundheitspolitik ist in der Zwischenzeit auf das Krankheitsbild »Depression« aufmerksam geworden: So hat der »Sachverständigenrat für die Konzertierte Aktion im Gesundheitswesen« im Jahr 2001 in seinem Gutachten *Bedarfsgerechtigkeit und Wirtschaftlichkeit* neben vier körperlichen Erkrankungen die »depressiven Störungen« zu einem gesundheitspolitisch bedeutsamen Thema des nächsten Jahrzehnts erklärt. Dabei wurde auf das Problem sowohl der alten depressiven Menschen als auch auf junge Depressive hingewiesen.

Der Weltgesundheitsreport von 2001 *Mental Health: New understanding, new hope* hat die unipolare Depression als die weltweit führende Ursache für menschliche Beeinträchtigungen bezeichnet, und zwar auf die gesamte Lebensspanne eines Menschen bezogen.

Im Oktober 2005 hat die EU-Kommission für Gesundheit ein sogenanntes *Greenbook* herausgegeben und dort zur Prävention von Depressionserkrankungen, Drogenmissbrauch und Suizidsterblichkeit aufgefordert.

Und nicht zuletzt hat das Forum »gesundheitsziele.de« in einer eigenen Arbeitsgruppe die Verbesserung der Diagnostik und Therapie der Depression als besonderes Ziel deutscher Gesundheitspolitik 2006 definiert. In diesem Kontext ist interessant, dass das Statistische Bundesamt (2006) für das Jahr 2004 berichtete, der Volkswirtschaft wären rund 4,2 Millionen Erwerbstätigkeitsjahre durch Arbeitsunfähigkeit, Invalidität oder vorzeitigen Tod verloren gegangen. An erster Stelle bei den Gründen standen Vergiftungen (22,9 Prozent) und an zweiter Stelle psychische und Verhaltensstörungen (15,5 Prozent). Letztere beinhalteten vor allem Depressionen, Schizophrenien und Alkoholerkrankungen. Für die Gesundheitspolitik und die Fachgesellschaften ist die Depression damit zur derzeit wichtigsten psychische Erkrankung geworden.

Wenn Politiker oder Psychiater und Psychologen heute mit Selbstbeschreibungen ihrer eigenen depressiven Erkrankungsphasen an die Öffentlichkeit gehen, dann ist es ihr Anliegen, auf die Schwere und Gefährlichkeit, ja Lebensgefährlichkeit der Erkrankung Depression hinzuweisen. Hier hat sich unser Verständnis von dem, was »Depression« ist und wie sie zu behandeln sei, erheblich verändert. Und das sollte allen Betroffenen Hoffnung geben und Mut machen.

TEIL I Beschreiben und verstehen

Unsere heutigen Vorstellungen von depressiven Erkrankungen

Unser Verständnis von einer Depression bzw. einer depressiven Störung und ihrer Behandlung hat sich in den letzten zwanzig Jahren deutlich weiterentwickelt. Die Depressionsforschung wurde in den USA in den achtziger und neunziger Jahren stark von epidemiologischer, psychopathologischer und biologischer Seite vorangetrieben, nicht zuletzt wegen der Entwicklung neuerer diagnostischer Manuale, des *Diagnostic and Statistical Manual* (DSM) der Amerikanischen Psychiatrischen Vereinigung und der europäischen *International Classification of Diseases* (ICD).

Nicht nur unsere Vorstellungen von der Häufigkeit depressiver Störungen in der Allgemeinbevölkerung haben sich verändert, sondern auch von der Depression selbst, die heute als eine im Wesentlichen wiederkehrende (rezidivierende) Erkrankung gilt, mit einem hohen Anteil an Lebensbeeinträchtigungen, Behinderung im Leistungs- und Beziehungsbereich sowie an Chronifizierung. Die Depression gilt bis heute wegen ihrer hohen Suizidsterblichkeit auch als eine lebensgefährliche Erkrankung. Zudem erhöht das Vorliegen einer Depression die Anfälligkeit für körperliche Erkrankungen bzw. erschwert deren gleichzeitige Behandlung. Die Depression gilt insgesamt als eine »psycho-sozio-biologische« Störung, da man bezüglich ihrer Entstehung von biologischen, psychologischen und sozialen Aspekten ausgeht.

Neben diesen Überlegungen gibt es selbstverständlich positive und vor allem für die Therapie hilfreiche Entwicklungen. Hier ist zum einen die Verwendung neuer antidepressiver Substanzen zu nennen, die in den letzten 15 Jahren auf den Markt kamen und die ein deutlich verändertes, insgesamt verringertes und sozial verträglicheres Nebenwirkungsprofil aufweisen. Die bessere »soziale Verträglichkeit« – man sieht es jemandem nicht an, dass er ein Antidepressivum einnimmt – ist der größte Fortschritt im Bereich antidepressiver Medikation. Sodann ist die Entwicklung depressionsspezifischer Psychotherapieformen zu nennen, hier vor allem die kognitive Verhaltenstherapie (KVT), die Interpersonelle Psychotherapie (IPT) oder auch die tiefenpsychologische Psychotherapie (psychodynamische Kurzzeittherapien), wobei auch familientherapeutische Ansätzen berücksichtigt werden (differenzierte Übersichten gibt es in: Böker 2001; Wolfersdorf u.a. 2003; Schauenburg/Hofmann 2007).

Fortschritte sind neben der Entwicklung neuerer Antidepressiva und spezifische Psychotherapiemethoden (für Akut- und Langzeitbehandlung) auch sogenannte Stimmungsmodulatoren als Medikamente für die Prophylaxe, die Verwendung anderer körperbezogener Therapien wie Lichttherapie, Transmagnetstimulation sowie Sport- und Bewegungstherapie. Hinzu kommen moderne ergotherapeutische Angebote (kognitives Training, Gestaltungstherapie, ergotherapeutische Leistungsdiagnostik), Psychoedukation für Angehörige und Betroffene, ambulante psychiatrische Pflege (für alte und vereinsamte Personen) und Angebote der Selbsthilfe (»Depressionsgruppen«). Im stationären Bereich gibt es derzeit etwa 90 Depressionsstationen für schwer depressiv Kranke allein in Deutschland.

Dennoch ist zu beklagen, dass depressive Personen häufig »unterversorgt« sind, das heißt, ihre Erkrankung wird entweder gar nicht erst wahrgenommen oder unzureichend behandelt. So geht man in Deutschland davon aus, dass bei 30 bis 50 Prozent der depressiv kranken Menschen die Symptome nicht erkannt werden bzw. keine ärztliche Hilfe in Anspruch genommen wird (WITTCHEN u.a. 2000; HEGERL 2005). J. ANGST (1993) bezeichnet das Ergebnis, dass nach jahrzehntelanger Aufklärung über Diagnostik und Therapie von Depressionen im Kanton Zürich nur ein Viertel bis ein Drittel behandelt werden und nur etwa ein Drittel der Behandelten antidepressive Medikamente erhielten, als »ernüchternd«. Auch bei den psychotherapeutisch behandelten depressiven Patienten erhielt die Mehrzahl keine spezielle Psychotherapie.

In einer großen europäischen Studie (LEPINE u.a. 1998) zeigte sich, dass nur 22,6 Prozent aller Depressionen medikamentös behandelt wurden. Selbst bei den schweren Depressionen macht dieser Anteil lediglich rund 35 Prozent aus. Die Berliner Altersstudie ist ähnlich eindrucksvoll; sie zeigte, dass von den alten Patienten mit depressiven Störungen überhaupt nur 40 Prozent Psychopharmaka erhalten hatten, dabei 6 Prozent Antidepressiva.

Man kann zusammenfassen, dass die *Versorgung depressiv kranker Menschen* trotz ihres sehr hohen Vorkommens in der Allgemeinbevölkerung letztendlich unbefriedigend ist, und dies scheint, mehr noch als für die schweren Fälle, besonders für die mittelgradig oder leichter depressiv erkrankten Menschen zu gelten. Dies bezieht sich auf eine adäquate medikamentöse Therapie, ganz besonders aber auf die Psychotherapie, obwohl beide heute Standards sind.

Eine Depression ist eine schwere Erkrankung, die den gesamten Menschen beeinträchtigt, ihn in seinem körperlichen Befinden, in seinem Denken, in seiner Gestimmtheit, in seinen Gefühlen, in seinen Bezügen zur Umwelt, aber auch im Bezug zur eigenen Person und zur Zukunft bedroht. In ihren tiefsten und schwersten Ausprägungsformen nimmt die Depression die Betroffenen derart in den Griff, dass sie über ihr eigenes Leid nicht mehr hinauszuschauen vermögen und den Glauben an sich, ihre Umwelt, die Zukunft, aber auch an Hilfe- und Behandlungsmöglichkeiten verlieren. Dann wird die Depression lebensbedrohlich, denn sie geht mit Hoffnungslosigkeit und der Gefahr von Suizidalität einher. Eine Depression ist eine Erkrankung der »Affektivität«, also volkstümlich gesprochen eine »Gemütskrankheit«, eine Störung des Gemütes im Sinne der »Herabgestimmtheit«.

MERKE **Bei der Depression handelt es sich nicht um eine »Geisteskrankheit«, und die öfter gehörte Befürchtung, eine Depression könne in Schizophrenie oder Demenz übergehen, entbehrt jeder fachlichen Grundlage.**

Literarische Beschreibungen von Depressivität (früher unter dem Begriff der Melancholie) gibt es seit Jahrhunderten. Überraschend sei dann doch, so G. L. KLERMAN (1984), dass die Bemühungen um die Erforschung der sogenannten affektiven Störungen im engeren Sinne kaum älter als zwei Jahrhunderte seien, wenngleich es dieses Krankheitsbild seit Menschengedenken und in allen Kulturen und Gesellschaften gab. Erst in der Zeit der französischen Reformpsychiater Pinel und Esquirol wurden die bis heute gültigen *Annahmen zu den affektiven Erkrankungen* formuliert: Diese seien zurückzuführen auf eine primäre Pathologie der Affektivität (Regulation der Gefühle), sie würden ein stabiles psychopathologisches Zustandsbild aufweisen, zeigten einen periodischen Verlauf sowie Hinweise auf genetische Zusammenhänge, stünden im Zusammenhang mit dem Organ Gehirn, treten insbesondere bei Personen mit erkennbaren typischen Persönlichkeitsmerkmalen auf und seien biologischer Natur.

Diese Überlegungen decken sich in weiten Teilen mit heutigen Positionen und sind durch moderne psychosoziale Konzepte sowie psychodynamische und lerntheoretische Überlegungen im Sinne einer »Psycho-Sozio-Biologie der Depression« zu ergänzen.

Nun sind Niedergeschlagenheit, traurige und ängstliche Empfindungen, Gleichgültigkeit, Gereiztheit oder Desinteresse ureigene menschliche Empfindungsmöglichkeiten. So beeinflusst die alltägliche morgendliche Stimmung unser Maß an Aktivität und unsere Sichtweise, mit der wir in den Tag gehen. Die Begegnung mit geliebten und geschätzten Menschen steigert das eigene Wohlbefinden und Wertgefühl noch. Eine allgemein wohlwollende und positiv verstärkende Atmosphäre fördert die Leistungsfähigkeit im beruflichen Alltag. Stimmungen und Gefühle beeinflussen also unsere alltägliche Erlebens-, Leistungs- und Beziehungsfähigkeit, und es ist leicht nachvollziehbar, dass ein Mensch in seinen Aktivitäten, Beziehungsmustern und Verhaltensweisen beeinträchtigt ist, wenn solche Fähigkeiten vermindert oder gar erloschen sind. So reden depressiv kranke Menschen häufig von der »inneren Leere«, davon, dass sie keine Gefühle mehr empfinden können, dass sie nicht mehr ansprechbar sind für die Schönheiten des Lebens oder dass sie innerlich nichts mehr bewegt, sodass sie für Partner manchmal sogar gefühlskalt, distanziert und nicht beziehungsfähig erscheinen.

Was ist eine Depression?

Eine Depression ist eine affektive Störung / Krankheit ...

... mit typischer Symptomatik (Syndrorn, Episode),

... mit innerseelischer und / oder äußerer Auslösung, überwiegend von »Verlust-Charakter« (Psychodynamik als Wechselwirkung von Persönlichkeit und Lebensgeschichte mit aktuellen Lebensereignissen und chronischen Belastungen),

... mit einmaligem oder häufigem Auftreten (eine depressive Episode oder rezidivierender unipolarer Verlauf bzw. abwechselnd mit manischen Phasen: manischdepressive Erkrankung, bipolare effektive Störung).

Ätiopathogenetische Hypothesen zur »Psychobiologie der Depression« sind:

... neurobiochemische Störung im Zentralnervensystem, genetische Mitbeteiligung,

... Selbstwertproblematik lebensgeschichtlich in Kindheit / lugend entwickelt, aktuell ausgelöst,

... chronische psychophysisch-neurobiochemische Erschöpfung (z. B. chronische psychische oder körperliche Belastung, Krankheit).

Eine Depression ist *ein Zustandsbild allgemeiner und umfassender seelisch-körperlicher Herabgestimmtheit,* wobei der Begriff »Depression« auf das lateinische »deprimere« im Sinne von »herunterdrücken« zurückgeht. Befindlichkeitsschwankungen wie Verstimmtheit, Niedergeschlagenheit, Lustlosigkeit, Resignation, Missmut, Erschöpftheit usw. benennen dabei ein Spektrum negativer, aber nicht im engeren Sinne bereits depressiver Gefühle. Heutzutage wird die Bezeichnung »depressiv« für viele unspezifische Befindlichkeitsschwankungen, für jede »schlechte« Stimmung verwendet. Die depressive Herabgestimmtheit oder Verstimmtheit dagegen kann von einem gesunden Menschen nicht ohne weiteres nachvollzogen werden und unterscheidet sich von Traurigkeit und Niedergeschlagenheit qualitativ. Depressiv kranke Menschen stellen mit Recht immer wieder fest, dass diese Empfindung völliger Tiefe nur jemand verstehen kann, der selbst die Erfahrung gemacht hat. Daraus ergibt sich als Problem, dass auch empathisches Sicheinfühlen und Identifizieren bei einem depressiv kranken Menschen von therapeutisch-pflegerischer Seite immer nur beschränkt möglich ist und nur eine weitgehende Annäherung an das Leiden des Betroffenen stattfinden kann.

In diesem Dilemma finden sich fast immer auch die Angehörigen, die zunächst glauben, mit einfachen Aufmunterungen zu einer Verbesserung beitragen zu können. Dieses Aufmuntern ist selbstverständlich sinnvoll, kann aber die Krankheitsdynamik nicht beheben. Aufmunterungen sollten zudem frei sein von unterschwelligen Vorwürfen oder moralischen Abwertungen.

Eine Depression wird ausgelöst durch innerseelische und/oder äußere Auslöser (überwiegend von Verlust-Charakter) und sie wird von dieser Dynamik auch aufrechterhalten. Zu solchen Auslösern gehören aktuelle Lebensereignisse, lang andauernde Belastungen, aber auch körperliche Erkrankungen, die wiederum sekundär und reaktiv zu psychischen Belastungen wie zu Selbstwertstörungen aufgrund von Leistungseinbußen führen können. Depressionen können unterschiedliche Verläufe haben: Es gibt sowohl einmalige Erkrankungen wie auch häufigeres Auftreten im Lebensverlauf. Zudem gibt es *unipolare Erkrankungen*, d.h. nur mit depressiven Episoden, oder *bipolare*, d.h. abwechselnd mit manischen Phasen. Lange anhaltende

Verläufe von mehr als zwei Jahren werden als »chronisch« bezeichnet.

Zur Entstehung depressiver Störungen besteht heute ein Konsens darin, dass biologische, psychologische und soziale Faktoren das Auftreten gemeinsam bedingen. Eine besondere Aufmerksamkeit verdienen sicherlich die psychologischen und sozialen Bedingungen, ganz besonders deshalb, weil hier die betroffenen Menschen eigene Einflussmöglichkeiten haben. Von psychodynamisch-tiefenpsychologischer und lerntheoretischer Seite gibt es Vorstellungen, dass eine »psychologische Disposition« als biografisch-lerngeschichtliche Vorläuferbedingung bei einer späteren Depression eine große Rolle spielt. Dies geht einher mit der Ausbildung bestimmter Denk- und Verhaltensweisen, Interaktions- und Bewältigungsstile sowie mit einer globalen Störung im Bereich des Selbstwertgefühles der Person (»depressive Persönlichkeitszüge«).

Diese Personenkennzeichen sind für sich genommen noch keine Krankheit, sondern erst einmal Akzentuierungen der Persönlichkeit und ihrer sich lebensgeschichtlich entwickelnden Struktur. Sie bilden jedoch eine Art Vorläuferbedingung im Sinne eines für depressive Reaktionen bereiteten Bodens mit der erhöhten Gefahr des Rückfalls in depressive Reaktionen bei Lebensereignissen und chronischen Belastungen (siehe Tabelle »Einige Kennzeichen depressiv Erkrankter«).

Einige Kennzeichen depressiv Erkrankter

Symptornatik / Syndrom	agitiert, gehemmt, apathisch, ängstlich
Verlauf	wahnhafte Ausprägung; Suizidalität leicht, drittel, schwer ausgeprägt; Dauer, Verlauf (einmalig, rezidivierend, chronisch, unipolar, bipolar); altersentsprechende Ausprägung (jung, mittleres Lebensalter, alter Mensch); kulturelle Unterschiede
Verhalten	klagsam-jammrig, appellativ; Rückzug, Vermeidung; gereizt-ablehnend, entwertend; altersentsprechend, z. B. Weglaufen bei jungen, aktive Regression bei alter depressiven Personen
Persönlichkeit	selbstunsicher, sich minderwertig fühlend; strenge Normen, hohe Ansprüche an sich; leichte Verletzbarkeit, hohe Kränkbarkeit; geringe Veränderbarkeit, verhaftet sein im Alten, im Gewohnten, mehr als übliches Angewiesensein auf Zuwendung, Verständnis; ausgeprägte Harmoniebedürftigkeit, Überanpassung

Gefühle und Stimmung – Trauer

Im Laienverständnis wird die Depression meist mit Antriebsschwäche und Niedergeschlagenheit gleichgesetzt. Ein depressionserfahrener Student formulierte es einmal so: »Antriebsschwäche wird zur Lustlosigkeit, dann neigt man zum Rückzug und man nimmt an nichts mehr teil. ›Depressiv sein‹ heißt für mich Antriebsschwäche und Niedergeschlagenheit.«

Die Depression lässt sich dabei von »Trauer« oder von »Null-Bock-Stimmung« abgrenzen. Im Laienverständnis gehört zur sogenannten Null-Bock-Stimmung die mögliche Veränderbarkeit aus eigener Kraft, zum Beispiel die Fähigkeit, sich zusammenzureißen, dann das Vorhandensein anderer Gefühle, vor allem von Wut oder Scham, sowie die Gewissheit, dass es sich dabei nicht um eine Erkrankung, sondern um etwas handelt, was »jedem mal passieren« kann.

»Trauer« kann zwar Teil einer depressiven Gestimmtheit sein, ist jedoch primär ein allen Menschen gut bekanntes Gefühl, das beim Verlust eines anderen Menschen, aber auch beim Verlust eines Lebenskonzeptes, einer Idee, sogar beim Verlust von Gegenständen oder einem Wechsel von Lebensumständen auftritt. Die sogenannte Trauerarbeit unterbricht dabei den normalen Lebensablauf eines Menschen, lässt ihn verharren, lässt Erinnerungen auftauchen und beeinträchtigt auch körperlich, nicht nur psychisch, wenn zum Beispiel innere Unruhe, Appetitstörungen oder auch Schlafstörungen auftreten. Dabei ist Trauer etwas sehr Lebendiges. Sie ist zielgerichtet, sie verabschiedet sich auch wieder und hat eine zwischenmenschliche Bedeutung. Sie dient dem Abschiednehmen. So wird der Wechsel eines alten Menschen aus der eigenen Wohnung in ein Altenheim häufig mit Trauer einhergehen, was jedoch kein Zeichen einer depressiven Erkrankung sein muss – allerdings ist auch die »Umzugsdepression« seit langem bekannt.

Das Beispiel eines 60-jährigen Patienten, 30 Jahre lang verheiratet, der den Tod seiner Ehefrau und den anschließenden Trauerprozess gut überstanden hat, soll den Unterschied zwischen Depression und Trauer verdeutlichen.

BEISPIEL Der Patient hatte den Tod seiner Ehefrau, die an einer Blutkrebserkrankung innerhalb weniger Wochen verstarb und die er täglich in der Universitätsklinik besucht hatte, gut verkraftet. Gemeinsam mit der 29-jährigen Tochter löste er danach den Haushalt auf und zog in eine neue, kleinere Wohnung um, von wo aus der Weg zu seiner Tätigkeit als Bademeister in einer Kureinrichtung sogar für ihn günstiger war. In der neuen Wohnung lag er nächtelang wach, begann zu grübeln, konnte sich nicht mehr freuen, begann sich selbst und auch die verstorbene Ehefrau, von der er sich nun verlassen fühlte, anzuklagen und entwickelte Suizidideen. Über diese drängenden Suizidideen sprach er mit seinem Hausarzt, der dann die stationäre Behandlung wegen befürchteter Suizidalität empfahl. Für diesen Patienten lag der Unterschied zwischen Trauer und Depression darin, dass er in der Trauer »lebensfähig« blieb, während er den Zustand der Depression als »Nicht-Trauer« bezeichnete, als Lähmung seiner geistigen Funktionen, seiner Kommunikationsfähigkeit, als Minderung seiner Stimmung, seiner Fähigkeit, Gefühle empfinden zu können, sowie als Beeinträchtigung seiner körperlichen Funktionsfähigkeit. ■

Dieses Beispiel zeigt erneut den Unterschied zwischen Trauer und schwerer Depression und dass eine hohe Belastung nicht immer zu einem depressionsauslösenden Faktor werden muss.

BEISPIEL Eine 64-jährige ehemalige Krankenschwester, schon mehrfach in ihrem Leben an einer phasenhaften Depression erkrankt, verlor plötzlich ihren zehn Jahre älteren, bis dahin körperlich sehr gesunden Ehemann durch einen Herzinfarkt. Erst ein Vierteljahr vorher war sie aus stationärer Behandlung einer wahnhaft ausgeprägten, schweren Depression entlassen worden. Obwohl sie allein mit dem Todesfall zurechtkommen musste – sie war weiterhin in ambulanter psychiatrisch-psychotherapeutischer Behandlung, die Tochter lebt im Ausland –, überstand sie diese Trauerzeit sehr gut. Sie betete und konnte abends vor dem Einschlafen mit ihrem verstorbenen Mann im Sinne eines inneren Dialoges reden, was ihr zu Ruhe verhalf. Sie fühlte sich traurig, zeitweise auch angestrengt und erschöpft, jedoch nach eigener Formulierung »nicht depressiv«. Etwa ein halbes Jahr später litt sie an Zwölffingerdarmgeschwüren, die zu einer antibiotischen Behandlung führten. Bereits nach einer Woche verspürte sie Unruhezustände, bekam Schlafstörungen, begann zu grübeln, entwickelte Schuldideen, Versagensideen und die Stimmung wurde immer bedrückter, was auch der Freundin auffiel, die die Patientin schließlich notfallmäßig in stationäre Behandlung brachte. Hier lag ein agitiert-ängstliches depressives Syndrom vor, diesmal ohne Wahnsymptomatik, jedoch mit beginnender kognitiver Einengung, mit Gedanken von Schuld und zunehmend auch von Suizidideen, ausgelöst durch die körperliche Erkrankung und deren Behandlung. ■

Das folgende Beispiel soll die komplexen Zusammenhänge von Überforderung, Entlastung, Wertgefühl und Depression zeigen. In beiden auslösenden Situationen geht es um den Verlust des Selbstwertgefühls.

BEISPIEL Eine 46-jährige Lehrerin, allein lebend, zwei erwachsene Kinder, fühlt sich durch den Einsatz als »mobile Reserve« in der Schule zunehmend überlastet, die Betreuung einer fast nur aus ausländischen Schülern bestehenden Klasse führt zu laufenden Erfahrungen des Scheiterns. Die Kollegen spotten, dass auch sie, die als eine der besten und leidenschaftlichsten Lehrerinnen gilt, diese pädagogische Herausforderung »nicht geschafft« habe. Vom Hausarzt wird sie krankgeschrieben und kommt schließlich sogar zu einer stationären Behandlung in eine psychiatrische Klinik. Dort wird ein ausgeprägtes gehemmt-apathisches depressives Syndrom mit durchgehender Herabgestimmtheit, mit Rückzug und Antriebslosigkeit, mit Vernachlässigung der eigenen Person und des Haushaltes diagnostiziert. Die stationäre Behandlung im Depressionszentrum dauert acht Wochen, bei der Entlassung ist eine sogenannte Restsymptomatik vorhanden. Die Patientin wird entgegen einer Absprache der gestuften Wiedereingliederung sofort voll eingesetzt und ist nach zwei Wochen wieder überfordert. Es folgt abermals die Krankschreibung und eine stationäre Wiederaufnahme. Jetzt kommt es zwar erneut zur Symptomverbesserung, aber vom Beruf fühlt sie sich schon nach kurzer Dauer wieder völlig überfordert, was zum vorzeitigen Ruhestand wegen Dienstunfähigkeit führt. Doch die Patientin fühlt sich nicht entlastet, im Gegenteil: Es kommt zu einer abermaligen depressiven Symptomatik. Der Verlust des Lebenskonzeptes, die drohende Vereinsamung und das Gefühl der Wertlosigkeit prägen vorläufig die Therapie. ■

Eine Depression ist der Verlust der Leidens- und der Lebensfähigkeit. »Depression ist Erstarrtheit«, »erstarrte Tränen«, wie es manche Patienten bezeichnen. Man werde »autistisch«, nannte es ein anderer, könne keine Gefühle mehr haben und auch die Zukunft nicht mehr sehen. Damit wird Depression zu einer Krankheit, die existenziell bedrohlich ist. Erst das Wiederbeleben der Gefühle, die Auflösung der inneren Erstarrung, etwa wieder weinen zu können, sind der Beginn einer »seelischen Wiederbelebung« eines depressiv kranken Menschen.

Das Symptom »Traurigkeit«, oder besser gesagt: das Gefühl, traurig zu sein, gehört also zur normalen menschlichen Befindlichkeit, kommt selbstverständlich bei allen Befindlichkeitsstörungen vor und kann auch bei einer Depression auftreten.

Von einer »depressiven Episode« oder einem »depressiven Syndrom« spricht man dann, wenn eine *regelhafte Kombination von Symptomen* aus den Bereichen:

- der Affektivität (Stimmungen, Gefühle und Ängste),
- des Denkens (depressive Denkinhalte und Einstellungen),
- der Antriebslage und Psychomotorik (Lust- und Antriebslo-

sigkeit, Interessenlosigkeit, innere und äußere Unruhe, innere und äußere Gehemmtheit) sowie

- der vegetativen Störungen (Schlafstörungen, Appetitstörungen, Libidostörungen, Leibgefühlsstörungen, Daniederliegen der gesamten Vitalität) beobachtbar ist.

Ein derartiges depressives Syndrom ist zentraler Bestandteil der primären affektiven Erkrankung, kann aber auch bei anderen psychischen oder bei somatischen Erkrankungen auftreten, etwa nach schweren operativen Eingriffen oder schweren Unfalltraumata, nach Herzinfarkt oder bei chronischen körperlichen Erkrankungen, nach einer zerebralen Durchblutungsstörung, nach Morbus Parkinson, Diabetes mellitus oder nach der Diagnose einer Krebserkrankung. Eine Schilddrüsenunter-, aber auch eine Schilddrüsenüberfunktion können mit depressiver Antriebslosigkeit und Herabgestimmtheit bzw. Angst einhergehen, ebenso wie die sogenannte Wochenbettdepression nach Geburt eines Kindes. Man nennt dies »somatische Komorbidität« und meint damit das Auftreten einer Depression in Zusammenhang mit einer körperlichen Erkrankung. Ähnlich können depressive Erkrankungen umgekehrt auch bei anderen psychischen Störungen, zum Beispiel bei Suchterkrankungen, Angststörungen, bei somatoformen Störungen, bei Persönlichkeitsstörungen oder bei der klassischen schizophrenen Psychose auftreten. Auch bestimmte Medikamente können bei bisher psychisch nicht kranken Menschen depressive Verstimmungen auslösen.

Eine Depression kann einen »schweren« Verlauf nehmen und hinter anderen Symptomen zurücktreten, aber seit den letzten Jahrzehnten, beginnend mit der Entwicklung der antidepressiven Medikation bis hin zu heutigen spezifischen Psychotherapie- und Soziotherapieverfahren, bestehen gute Diagnose- und Behandlungsmöglichkeiten im ambulanten wie stationären psychiatrisch-psychotherapeutischen Bereich. Man braucht also heute »Depression« nicht mit »Hoffnungslosigkeit« oder »Hilflosigkeit« gleichzusetzen. Man muss heute keine Depression mehr leidend bis hin zur Selbstgefährdung durchstehen. Der depressiv kranke Mensch hat Anspruch auf eine adäquate, fachkompetente Behandlung und auf Hilfe. Dieses Angebot müssen depressiv Kranke und ihre Angehörigen bei ihrem Hausarzt, ihrem Nervenarzt oder Psychiater, bei ihrem ärztlichen oder psychologischen Psychotherapeuten, bei einem Sozialpsychiatrischen Dienst, einer Beratungsstelle in unserem Gesundheitssystem einfordern. Da die Betroffenen selbst das oft nicht tun können, sind hier Angehörige besonders gefordert, jedenfalls in einem ersten Schritt und später auch begleitend.

MERKE **Angehörige übernehmen bei depressiv Erkrankten oft eine bedeutende Rolle. Dennoch ist es wichtig, dass sich Angehörige selbst psychisch gesund halten und sich nicht ausschließlich im Bannkreis der Depression bewegen.**

Die Symptomatik einer Depression

Leidensdruck

Im Gespräch mit depressiv kranken Menschen fällt als Erstes ein *großer Leidensdruck* auf. Dieser ist zu spüren oder bereits äußerlich sichtbar. Fragt man depressiv Kranke nach ihrem aktuellen Befinden, löst man zuweilen eine Welle von depressiv-ängstlichen Klagen aus, häufig mit Weinanfällen verbunden, die von außen schwer zu unterbrechen sind: Man spürt, dass der depressiv Kranke unter einem großen Leidensdruck steht, sich aber durchaus äußern und seine Klage formulieren möchte. Oder man merkt sehr rasch, dass man immer wieder nachfragen muss, weil der Depressive im Gespräch Fremdaufforderung und Fremdantrieb braucht, um seine sehr kurzen, häufig inhaltsarmen Sätze zu formulieren.

Einige typische Fragen zur *Erhebung der Symptomatik* sind hilfreich: Kann sich der Patient überhaupt noch über etwas freuen? Kann er noch weinen oder andere Gefühle empfinden? Kann er noch schlafen, wacht er erholt auf oder ist der Schlafrhythmus gestört? Möchte er sich am liebsten den ganzen Tag ins Bett zurückziehen? Sind Befindlichkeit und Antriebsstörung am Morgen am meisten gestört, gibt es große Tagesschwankungen in den Gefühlen? Quält sich der Mensch mit Suizidgedanken, mit dem Wunsch, lieber tot sein zu wollen? Haben Appetit, Gewicht, Sexualität, überhaupt Genussfähigkeit und die Lust auf irgendetwas abgenommen? Grübelt er nur noch und ist zu sonst nichts mehr in der Lage, auch nicht mehr dazu, sich gedanklich abzulenken?

BEISPIEL Ein knapp 50-jähriger Patient schildert mit leiser Stimme und mehrfach schwer schnaufend sein depressives Zustandsbild: »Seit Weihnachten hat sich alles verschlechtert. Da war es noch nicht so, es gab nur Anzeichen wie etwas Kopfdruck. Nach Neujahr ist es immer schlimmer geworden, nur abends wird es immer besser. Der Schlaf ist nachts schlecht, ich kann schlecht einschlafen, wache oft auf, muss mich dann hin und her wälzen und um drei Uhr morgens ist schon Schluss mit der Nacht ... Der Humor ist gar nichts zurzeit, ablenken geht nicht, ich kann auch keine anderen Gedanken fassen, es kommt einfach nichts mehr klar aus dem Kopf heraus, ich kann mich nicht konzentrieren, kann auch nicht weinen, alles ist gleich.«
Der Erstkontakt findet im Januar statt. Seit Oktober des vergangenen Jahres ist der Patient arbeitslos, hat jetzt aber wieder Arbeit in Aussicht, allerdings erst im Frühjahr. Das jetzige Zustandsbild habe begonnen im Sommer des vergangenen Jahres, und zwar im Anschluss an eine schwere Sommergrippe mit anschließender Erholungsbedürftigkeit. Auf Nachfragen sagt er: »Gedanken, mich umzubringen, habe ich durchaus ab und zu, aber die Familie hält mich. Appetit habe ich keinen, ich muss mich zwingen, habe fünf Kilogramm abgenommen. Seit Heiligabend nun Kopfdruck und Schlaflosigkeit.« Zwischendurch gebe es ganz kurz wieder Gedanken von Hoffnung, aber das halte nicht lang an. Richtige Unterhaltungen könne er nicht mehr führen. Früher sei er ein so lustiger Mensch gewesen. Jetzt habe er Angst vor den Leuten, er schäme sich, möchte niemanden sehen, habe ein beklemmendes Gefühl ums Herz herum. Gegen Abend fühle er sich manchmal ein oder zwei Stunden leichter, da sei die Verzweiflung weniger. ■

Der Patient schildert ein typisches depressives Syndrom,

vorwiegend mit einer gehemmt-apathischen Symptomatik, das erstmals im Zusammenhang mit Arbeitslosigkeit (erwartete Kündigung wegen Verschlechterung am Arbeitsmarkt) und einer schweren Sommergrippe mit entsprechenden körperlichen Folgen aufgetreten ist.

BEISPIEL Eine 39-jährige Patientin, verheiratet, zwei schulpflichtige Kinder, Hausfrau, kommt notfallmäßig zu einer ambulanten psychiatrisch-psychotherapeutischen Untersuchung. Sie ist unruhig, kann kaum auf dem Stuhl sitzen und berichtet, unter »quälender innerer Unruhe« zu leiden, die immer dann auftrete, wenn sie Gedanken daran habe, was sie doch eigentlich als Mutter, als Hausfrau, als Ehefrau für Pflichten habe und tun müsse. Der Ehemann, in einer leitenden Funktion in einem großen Betrieb als Ingenieur tätig, erwartet von seiner Frau ein »perfektes Funktionieren«, wozu auch die Versorgung der alten, körperlich hinfälligen und zunehmend geistig verwirrten Mutter gehört. Zur Auslösung des jetzigen depressiven Zustandsbildes kam es, als die jüngere der beiden schulpflichtigen Töchter nicht mehr in die Schule gehen wollte, sich ins Bett zurückzog und »trotzig« wurde. Morgens erwacht die Patientin nach einem insgesamt sehr flachen und nicht erholsamen Schlaf gegen fünf Uhr, damit zwei Stunden früher als üblich, fühlt sich sofort sehr gequält und unruhig, muss aufstehen, um den Ehemann nicht durch ihr Hin-und-her-Wälzen aufzuwecken. Sie leidet dann sehr stark unter Ängsten, Engegefühlen im Brustkorb und im Kopf sowie unter innerer Getriebenheit, wobei sie sich nur durch Haushaltstätigkeit noch etwas ablenken kann. Sie ist sehr klagend, dabei in der Stimme piepsig, und wiederholt dauernd »Ich muss doch«, »Ich sollte doch« usw. Es handelt sich um die erste depressive Episode, hier im Zusammenhang mit einer familiären Belastung, wobei ein agitiert-ängstliches depressives Syndrom mit ausgeprägter Klagsamkeit und zunehmender Suizidalität vorherrscht. ■

Der Mann im folgenden Beispiel hat bereits Depressionserfahrungen.

BEISPIEL Ein 59-jähriger Mann, der früher schon einmal wegen einer depressiven Episode in Behandlung war, damals zusätzlich unter Alkoholmissbrauch litt, berichtet, er sei in der jetzigen akuten Krise »wieder im Loch«. Überall fallen ihm kleine Mängel in der Wohnung auf: »Klingelsprechanlage kaputt, Kachelofen gesprungen« usw., worauf er sofort »unten mit der Stimmung« sei. Er müsse nur noch grübeln, »kann an nichts anderes denken«, könne nicht abschalten und werde davon innerlich unruhig. Schlafen könne er noch. Die Stimmung sei nicht die schlechteste, aber der Antrieb, da herrsche nur noch Desinteresse. Er müsse sich zu allem zwingen. Früher, in seiner ersten depressiven Episode habe er jede Unannehmlichkeit, jedes Tief zugeschüttet mit Alkohol, aber auch das habe diesmal nicht geholfen. Der Mann berichtet, dass er als Kind schon depressiv gewesen sei und die Mutter gesagt habe: »Du gerätst aus der Art, du bist schwermütig.« Deswegen habe er früher einmal einen Suizidversuch unternommen, aber Gott sei Dank überlebt. »Ich habe wenig Antrieb und bin nicht belastbar, morgens muss ich mich zwingen, die Stimmung ist zwar nicht so schlecht, eher durchschnittlich, aber körperlich bin ich fertig.« Seit einigen Monaten sei er in dem »Loch« und »es geht nichts mehr«. Diese Löcher seien schon immer da gewesen, außerdem »Ängste, diffuse Angst, Ängstlichkeit. Das ist die Vorangst, die Angst auf Vorrat«, die er sich mache. »Die Beklemmungen in der Brust, wie mir die Luft wegbleibt, wie ein Ring um die Brust, die traurige Stimmung, das Gefühl der Hoffnungslosigkeit, der Verzweiflung. Mit dem Glauben bin ich auch verzweifelt, habe mich immer mehr von Gott entfernt, fühle mich entfernt, beten hilft nichts.« Auch habe er Todessehnsucht, wolle so nicht mehr leben, aber keine konkreten Suizidabsichten. Suizidgedanken werden angegeben, aber eine »Verwirklichung kommt bei mir nicht infrage. Eher der Gedanke, scheiß die Welt an.« Er meint, dass er Hand an sich legen würde, so weit käme es nie, er denke halt daran, aber er sei nicht fähig, so etwas zu tun. ■

Betrachtet man die *Symptomatik* im Einzelnen, so findet sich als Basis eines depressiven Syndroms ein insgesamt *reduziertes Lebensgefühl:*

- depressive Herabgestimmtheit, Freudlosigkeit, Nichtweinenkönnen,
- Ängste, Panikzustände,
- Interesselosigkeit, Lustlosigkeit, Antriebslosigkeit,
- Grübeln, Gedankenkreisen, Denkhemmung,
- Gedanken von Insuffizienz, Wertlosigkeit, Schuld,
- Sorge, Einengung, Wahn,
- Hoffnungslosigkeit, Hilflosigkeit, Suizidalität,
- psychomotorische Agitiertheit bzw. Hemmung,
- Schlafstörungen, Morgentief,
- sexuelle Störungen,
- Appetitstörungen,
- Körpergefühlstörungen,
- saisonale Schwankungen, Tagesschwankungen,
- Rückzug,
- Klagsamkeit, appellativ, vorwurfsvoll, negativistisch.

Die depressive Herabgestimmtheit, die für den Betroffenen selbst und auch für Außenstehende schwer zu erfassen und zu beschreiben ist, vor allem je tiefer und von äußeren Einflüssen unabhängiger sie erlebt wird, führt zu einer gefühlsmäßigen Erstarrung, zu Freudlosigkeit und zur Unfähigkeit, überhaupt Gefühle empfinden und äußern zu können.

Die Umwelt depressiv Kranker erlebt schmerzhaft das Fehlen warmer emotionaler Schwingungen. Depressive Mütter leiden unter der emotionalen Distanz zu ihren Kindern und umgekehrt diese unter der Unfähigkeit der Mütter, auf sie emotional einzugehen. Blühendes Lebensgefühl in der Natur, ein schöner warmer Sommertag löst beim zutiefst Depressiven eher das Gefühl des Eingeengtseins, des Nichtverstandenwerdens, des Nichtkönnens (in dem Bewusstsein, was man alles tun könnte), des Isoliertseins, der Vereinsamung aus. Betroffene sprechen von Freudlosigkeit, davon, nicht traurig sein und nicht weinen zu können, von dem Gefühl der inneren Erstarrtheit, wobei das Wiederauftreten der Fähigkeit zum Weinen oftmals bereits eine emotionale Lockerung der inneren Erstarrung bedeutet. Häufig genannt werden auch Angstzustände, meist im Sinne der Sorge vor den Anforderungen des Tages, die bewältigt werden müssen und die im Rahmen der Unzulänglichkeitsgefühle übergroß und kaum bewältigbar erscheinen.

Auch werden Panikattacken beschrieben oder phobische Störungen, das heißt, situationsbezogene Ängste werden in der Depression aktiviert.

Es ist schwierig, für diese depressive Herabgestimmtheit überhaupt Worte zu finden. Eine Patientin hat davon gesprochen, dass sie auf die vielen Fragen ihrer Umgebung, was denn bei ihr eine Depression sei, auch nichts anderes sagen könne, als dass sie eben »depressiv« sei. Sie habe kein Wort dafür.

Weitere Fallbeispiele, die das depressive Erleben schildern:

BEISPIEL Ein 39-jähriger Lehrer, verheiratet, Vater zweier Kinder, die gerade kurz vor dem Abitur stehen, wird erstmals depressiv, und zwar im Anschluss an eine Auseinandersetzung mit dem Landratsamt wegen Renovierung eines alten Hauses, dessen Grundstück mit Altlasten einer bereits seit mehreren Jahrzehnten nicht mehr existierenden chemischen Fabrik belastet ist. Nachdem er selbst aus der »unteren Schicht« stamme und gesehen habe, wie schwer es sei, bereits in der Schule schon, sich hochzukämpfen, habe er mit seiner Frau den »Traum vom Haus« entwickelt, ein Haus mit einem eigenen Stil, an dem er selbst viel gemacht habe. Dabei erinnert er sich auch, dass er dem Wunsch seiner Frau entsprechend die Kinder nicht katholisch, sondern evangelisch habe taufen lassen. Hier habe er sich gegen die eigenen Eltern durchsetzen müssen, er könne sich doch nicht von seinen Eltern sagen lassen, wen er heirate und was seine Kinder glauben sollen.

Er habe sich stark hineingegrübelt in die ganze Angelegenheit um das Haus. Das belaste ihn, er verspüre Schuldgefühle, obwohl er doch gar nichts damit zu tun habe, Angstzustände und Versagensgefühle, dass es mit dem Haus nun nicht klappe. Seit Monaten kämpfe er innerlich mit sich und er könne sich an gar nichts mehr freuen. Er sei nicht mehr aufzuheitern, »wenn jemand so sensibel ist wie ich, da vergeht kein Tag, wo man sich nicht Sorgen machen muss«. Auch die Natur könne ihn nicht mehr erfreuen, sein Segelboot nicht und es lenke ihn auch nicht mehr der schöne Garten ab. Und weiter: »Wenn ich an etwas Negatives denke, dann denke ich immer, ich habe das verursacht. Wenn mein Sohn verunglücken würde, dann würde ich mich schuldig fühlen. Und wenn ich schlecht denke, dann bin ich ein Unmensch.« Und noch einmal zu seinen Gefühlen und

Stimmungen: »Irgendwie habe ich mein Gefühlsleben nicht im Griff. Ich habe Angst in Bezug auf alles, was kommt, jetzt bezüglich des Urlaubs, dann werde ich zögerlich, fühle mich müde, erschlagen, und ich freue mich auf nichts mehr, nicht mehr auf das Essen, auch Alkohol schmeckt mir nicht mehr, die Bergtour freut mich nicht, ich habe sogar Angst, ich werde nicht mehr glücklich. Der Hals ist mir zugeschnürt, eigentlich will ich nur noch Ruhe und spüre auch die körperliche Müdigkeit und Kraftlosigkeit.«

Wenn er schließlich für alles zu müde sei, dann schlafe er sehr viel. Vor kurzem sei er dann auf die Idee gekommen, dass er vielleicht eine Pilzerkrankung habe, daraufhin habe er sich von oben bis unten untersuchen lassen. Aber es fand sich nichts. Dann er habe sich hineingegrübelt, warum er denn so depressiv sei. Die Blutfettwerte seien erhöht, die Achillessehne tue ihm weh, er fühle sich körperlich schlecht, er habe Kopfweh, es sei ihm immer schlecht vormittags. Er sei dann wieder zum Internisten, der habe von einer abklingenden Infektion gesprochen; er selbst meine, das Übelkeitsgefühl entspreche eher einer mäßigen Grippe. ■

BEISPIEL Eine 52-jährige Patientin, verheiratet, drei erwachsene Kinder, die längst aus dem Haus sind, fühlt sich innerlich leer, ohne Aufgabe, während der Ehemann an einer Fachhochschule eine gut angesehene Stellung hat. Der Haushalt allein ist ihr zu wenig. Es entsteht eine depressive Symptomatik. »Mir geht es zurzeit sehr schlecht, ich verfalle in Depressionen, bis zu dreimal am Tag, ohne dass ich etwas dagegen tun kann. Meine Eltern waren schlechte Vorbilder«, meint sie, »die haben nicht normale Gefühle gezeigt. Die Mutter hatte Angst vor dem Vater. Ich habe nicht gelernt, wie man miteinander umgeht. Ich habe nie etwas zu Ende gemacht, alles ist zu Hause von den Eltern heruntergemacht worden. Wenn ich ohne Inhalt bin, habe ich Trauer. Ich habe das Abitur nicht gemacht, habe keinen Beruf. Ich meine immer, ich habe nichts getaugt, und davon bekomme ich Depressionen. Meine Tochter hat ihre Assessorenprüfung ausgezeichnet bestanden, ich habe nichts vorzuweisen, ich fühle nur Leere in mir. Das Leben bedroht mich. Nur wenn jemand kommt, dann geht es mir besser, weil ich alleine mit mir nichts anfangen kann. Wenn jemand kommt, dann kann ich Rollen spielen.« ■

Die Frau berichtet, sie werde mit ihrem täglichen Leben nicht fertig und hoffe auf Hilfe. Sie tue sich schwer daheim, sie denke zu viel nach. Wenn sie von außen verletzt werde, dann gehe es bis tief in sie hinein, sie falle dann in eine Verzweiflung. Sie spüre eine »innere Not«, das fühle sich an wie eine »Operation ohne Narkose«. »Wenn ich mich schmerzlos töten könnte, würde ich das tun, aber ich will nicht tot sein, halte aber auch diesen Zustand nicht aus.«

BEISPIEL Ein 46-jähriger Lehrer berichtet, er sei verzweifelt, stehe ständig unter Druck und habe ständige Angst, etwas nicht zu schaffen. Die Stimmung sei eine völlige Gleichgültigkeit, er grüble manchmal einfach vor sich hin, wisse nachher aber oft nicht einmal, was ihm durch den Kopf gegangen sei, er habe den Eindruck, es spreche ihn gar nichts mehr an, er sei lustlos, könne auch nicht weinen und tue alles ohne ein echtes Gefühl. Er habe derzeit wenig Hoffnung und den Eindruck, dass es immer schlechter als besser werde.

Nach einem Autounfall – der Patient war aufgrund einer Herzattacke von der Straße abgekommen, kam ins Krankenhaus und wurde dann wegen einer schweren Depression in ambulante psychiatrisch-psychotherapeutische Behandlung überwiesen – sei es immer mehr bergab gegangen. Die Angst, »ich schaffe es nicht mehr«, sei aufgetreten. »Meine Grundstimmung ist eine pessimistische«, er traue sich nicht mehr hinaus, auch nicht mehr Auto zu fahren, fühle sich in allen Dingen unsicher, könne sich nicht mehr konzentrieren, wobei er jedoch dauernd etwas tue, um sich in Gedanken abzulenken. »Ich lese etwas und habe eine Assoziation dazu, die ist meist negativ und so lenkt mich das auch nicht ab.« Die Konzentrationsfähigkeit fehle, alles sei sehr anstrengend und führe zu einem Druck im Kopf und zu Spannungszuständen. Alles koste ihn sehr viel Kraft, er habe keinen Antrieb, würde sich am liebsten zurückziehen, sei dann aber seinem Denken und Grübeln ausgeliefert. Er komme sich dauernd als Versager vor, sowohl den Eltern als auch seiner eigenen Familie gegenüber, habe nur noch negative Einstellungen im Kopf und sei dann auch entscheidungsunfähig.

»Ich weiß nicht weiter, nicht im Sinne von Suizidgedanken, sondern überhaupt. Suizid ist kein Thema für mich.« Er komme früh nicht aus dem Bett, fühle sich dann unter Druck, spüre schon diesen Druck im Kopf ansteigen und lege sich gleich nach dem Frühstück wieder hin, erst nachmittags gehe es besser. Er habe immer so negative Gedanken, dabei sei er einer der Besten im Studium gewesen, habe immer alles auf das Wesentliche reduzieren können, sei sehr leistungsorientiert gewesen. »Aber das Soziale hat mir gefehlt.« Ein kleines bisschen Hoffnung habe er schon, aber das sei nicht viel. Er habe so viele Erinnerungen an frühere Zeiten, das bedränge ihn fast, er könne sich deswegen nicht konzentrieren, er sei nicht bei der Sache. Er grüble über »Ursachen« nach. Es sei für ihn so, als habe er seit mehr als einem Jahr nichts mehr getan, in der Arbeit habe er zu viel Zeit zum Grübeln gehabt. In der Familie merke er, dass er über die Jahre hinweg in der Erziehung der Söhne keine Rolle gespielt habe. In dieses »Dilemma« habe er sich so hineingesteigert, dass er an gar nichts anderes mehr denken könne. Der Unfall selbst belaste ihn eigentlich gar nicht so sehr, das sei halt passiert, wichtig sei jetzt, dass es ihm wieder besser gehe. ■

In der hier an mehreren Beispielen geschilderten Symptomatik wird die *Komplexität der innerseelischen Abläufe* bei der Depression deutlich. Die zentrale Störung ist die »Herabgestimmtheit«. K. Jaspers hat als Kern der Depression eine »tiefe Traurigkeit« und eine »Hemmung allen seelischen Geschehens« bezeichnet. Dabei hat die melancholisch-depressive Herabgestimmtheit eine ganz eigene und eigenartige Qualität. Eine Ablenkbarkeit durch Außenreize, etwa durch einen schönen Sommertag oder durch »Zuwendung«, ein gefühlsmäßiges Mitschwingen des Betroffenen tritt in einer tiefen Depression nicht mehr ein, er ist nicht mehr in der Lage zu reagieren oder sich gar besser zu fühlen.

Fühlen

Die spezifische Natur der depressiven »Herabgestimmtheit« ist bis heute nicht geklärt, weswegen sie von W. Schulte als »erlebte Leblosigkeit« oder als »Nichttraurigseinkönnen«, von H. J. Weitbrecht als »erlebte Freudlosigkeit« oder von K. Schneider als »vitale Traurigkeit« bezeichnet wurde. Deutlich wird darin, dass es eigentlich kein richtiges Wort gibt für diese Art Herabgestimmtheit, dieses bittere Gefühl des Abgetrenntseins von sich selbst, das Gefühl des emotionalen »Heimatverlustes«, wie es einmal eine Patientin nannte, was sich nicht nur in der Beziehung zu sich selbst, sondern eben auch in der Beziehung zum Umfeld und der eigenen Vergangenheit zeigt.

Menschen mit depressiven Erfahrungen können im Verlauf der Besserung ihrer Erkrankung sehr präzise benennen, dass oder ob und wie weit es mit ihrer Gestimmtheit bereits besser ist, und man sollte dies sehr ernst nehmen. Im ausklingenden Teil einer depressiven Erkrankung äußern Patienten häufig, dass es zwar »besser« sei, jedoch sei die Stimmung noch nicht wieder so richtig gut. Sie seien nicht mehr so »tief« oder so verzweifelt oder sie seien auch nicht mehr so »gefühlsarm«, aber sie könnten sich »noch nicht so richtig freuen«, sie fühlten sich noch emotional abgeschlossen und »getrennt von der Welt wie durch eine Glaswand«, wie es eine Patientin nannte. Oft ist damit auch noch eine eingeschränkte Genussfähigkeit verbunden, beispielsweise was Appetit auf Essen und Trinken, was Libido und sexuelle Lust, was die Freude an Beschäftigung oder Freizeit anbelangt. Es sei ein »hoffnungsvoller Streifen am Horizont«, nachdem ihn über Monate nichts mehr angesprochen oder bewegt hatte, bezeichnete es ein knapp 50-jähriger leitender Bankier, der sich mit einer gehemmt-apathischen depressiven Erkrankung quälte.

In einer derartigen Situation ist meist auch der Antrieb, sind die Lust und das Interesse an Beziehung, Arbeit, Umfeld und Welt überhaupt noch reduziert, wenngleich unter Vorgabe äußerer, strenger, schützender Rahmenbedingungen die Arbeitsfähigkeit bereits gegeben ist; dann allerdings ohne die sonst vielleicht bekannte Dynamik und Kreativität und immer sehr rasch an der Grenze zur Überforderung. Dies kann schnell mit Schuldgefühlen einhergehen, weil man eben wieder versagt habe und sich darin die eigene Selbstentwertung bzw. das Minderwertigkeitsgefühl bestätige. Dabei ist dies schlichtweg eine von außen verursachte Überforderung der noch eingeschränkten Leistungsfähigkeit.

BEISPIEL Ein 38-jähriger Lehrer, bereits mehrfach depressiv erkrankt, berichtet, am schlimmsten sei für ihn das morgendliche Aufwachen. Er sei nicht entspannt, nicht erholt, der Druck auf den Brustkorb sei sofort da, er bekomme Angst und Panik davor, was anlaufe, vor dem Tag, ob er es schaffe, was passiere, wenn »ich wieder ins Loch falle«. Er habe immer das Bedürfnis, sich zu verstecken. Den Tagesrhythmus in der Schule halte er durch, merke aber sehr stark seinen Wunsch, sich zurückzuziehen, und spüre auftretende Minderwertigkeitsgedanken. Er sei als Lehrer sehr beliebt, aber dann komme immer die Entwertung. Er sei den ganzen Tag bedrückt, leide unter unterschiedlichen Spannungen und könne sich gerade noch zusammennehmen, um den Unterricht durchzuziehen. »Suizidgedanken habe ich schon ein paar Mal gehabt, aber ich habe erlebt, dass es aufhört, habe erlebt, dass die Depression ein Teil meines Lebens ist, sie gehört zu meiner Person. Manchmal versuche ich es auch vom Glauben her zu bewältigen.« ■

Das Erleben der Depression kann durchaus verschieden sein. Eine Patientin, mehrfach depressiv erkrankt, beschrieb das so: »Diesmal ist es das Weinerliche, das mich dauernd quält. Ich könnte dauernd weinen, auch wenn mir nicht danach ist. Alles spricht mich an, übermäßig, ob es jetzt die Natur ist, ob es ein toter Vogel auf der Straße ist, ob es eine schlimme Nachricht im Fernseher ist.«

Die depressive Herabgestimmtheit ist ein seltsames Phänomen, das sich als Entleerung des Menschen von Emotionalität bzw. Affektivität beschreiben lässt und für den Außenstehenden nicht nachvollziehbar erscheint. Es ist mehr als Trauer, oder umgekehrt gesagt, es ist sehr viel weniger, denn Trauer als Gefühl ist nicht mehr möglich, sondern es geht nur noch um »Leere«-Gefühle. Jemand hat dies einmal verglichen mit einem Stausee, der bis auf ganz wenige Pfützen abgelassen wurde; von außen ahnt man noch, dass hier einmal sehr viel klares, frisches, lebendiges Wasser war, das Wellenschlagen und Bewegungen zeigen konnte, das Lebewesen Nahrung und Raum geben konnte, sich jetzt jedoch entvölkert und leer darstellt. Ob sich subjektiv der Vorgang der Besserung einer Depression als Wiederauffüllen eines leeren Stausees beschreiben lässt – auch dieser Vergleich wurde bereits, insbesondere zur Darstellung der Effekte von antidepressiver Medikation, verwendet –, mögen Betroffene selbst beantworten.

Es gibt auch depressiv kranke Menschen, die mit dieser depressiven Herabgestimmtheit – möglicherweise wenn nicht so tief ausgeprägt – besser umgehen können. Vor allem depressiv kranken Menschen im höheren Lebensalter wird zugeschrieben, und sie selbst beschreiben es auch so, dass die Herabgestimmtheit eher im Hintergrund des Zustandsbildes angesiedelt ist, sodass man, wenn man nicht direkt danach fragt, häufig nicht so sehr die Störung der Gestimmtheit erfährt, sondern eher die Klage etwa über Leistungsunfähigkeit, körperliche Störungen, Begrenztheit der eigenen Möglichkeiten usw. Hier scheint sich altersabhängig eine Verschiebung im Symptombild und möglicherweise auch in der subjektiven Empfindung bedeutsamer Depressionssymptome abzuzeichnen.

Möglicherweise sind zum Beispiel Verhaltensstörungen depressiver Kinder und Jugendlicher eine ähnlich altersentsprechende Symptomatik, sodass das klassische Bild der Depression mit der Störung von Affektivität und Antrieb sich eher bei den depressiv Kranken des jüngeren und mittleren Erwachsenenalters findet.

Bei den Störungen im Bereich der Affektivität handelt es sich also um eine depressive Herabgestimmtheit bzw. depressive Verstimmung, wobei Letzterer noch eine gewisse *Schwingungsfähigkeit* zugeschrieben wird, auch eine noch bestehende Fähigkeit, sich kommunikativ etwa durch ein »aufgesetztes Lächeln« dem Umfeld anzupassen.

Die sogenannte »smiling depression« gilt dabei als ein gefährliches Zustandsbild, denn dieses fassadenhafte Lächeln oder Freundlich-Erscheinen, wie man es routinemäßig von Berufsgruppen erwartet, die viel mit anderen Menschen umgehen, kann beim Gegenüber den Eindruck einer geringeren Schwere, eines geringeren Leidens, einer geringeren suizidalen Gefährdung hervorrufen. So sollte man sich von einem »lächelnden Depressiven« nicht täuschen lassen – dies ist selten Absicht –, sondern man sollte direkt nachfragen, ob das jetzt wahrgenommene Lächeln der darunter liegenden Gestimmtheit entspricht oder ob es sich um den Versuch einer freundlichen Kommunikation handelt.

Erfahrene Depressive wissen natürlich, dass sie, wenn sie »immer so ein Gesicht machen«, auf Dauer eher weniger Zuwendung, weniger Verständnis und weniger Kommunikation erfahren, da es für Laien und ungeschulte (auch für das geschulte, aber hier gehört es zur Professionalität!) Personen schwierig ist, mit einem Menschen, der sich dauernd ablehnend, mürrisch, negativistisch oder pessimistisch verhält, engen und stützenden Kontakt zu pflegen. Dies ist übrigens auch eines der Argumente, dass in der Behandlung schwer depressiv Kranker am ehesten die auf diese Patientengruppe spezialisierten Fachleute eingesetzt werden sollten (siehe dazu WOLFERSDORF 1997).

TIPP **Es hat keinen Sinn, einem depressiv herabgestimmten Menschen »gute Laune« machen zu wollen, zum Beispiel mit Aufforderungen wie »Schau doch, das gute Wetter, das tut dir doch gut« oder »Spiel doch mit den Enkeln, das muntert dich auf«. Die Erfahrung, das dann eben nicht zu können, verstärkt die Depressivität und die Schuldgefühle eher.**

Eine weitere Gruppe von depressiv kranken Menschen besteht aus jenen, bei denen die »Melancholie« nicht so sehr im Vordergrund steht, sondern die eher »mürrisch« bis »zynisch« in ihrem Denken und in ihrer Gestimmtheit sowie in ihrem Umgang mit der Welt wirken. Hier handelt es sich meist um sehr differenzierte Menschen, die eher zu leichteren depressiven Schwankungen neigen und damit »pseudo-intellektuell« umgehen. Gemeint ist der Universitätsprofessor, der seine Vorlesung auf den Abend verlegt, weil er dann »besser drauf ist«, und der sein morgendliches Tief zum Inhalt einer »Philosophie von der schlechten Welt« macht. Also um Menschen, die (noch) über genügend Abwehrmechanismen und Widerstand verfügen, auch über genügend eigene antidepressive Strategien, sich mit der Depression »einzurichten«. Ein lange Jahre und immer wieder depressiv kranker Universitätsprofessor hat dies einmal bezeichnet als »sich einrichten mit der Depression« und konnte sich »ein Leben ohne« schon kaum mehr vorstellen. Dass dies allerdings auf Dauer zu Verbitterung und Zynismus, zu Vereinsamung und Isolation und zum Leiden an einer Erkrankung führt, an der man vielleicht gar nicht leiden müsste, ist offensichtlich.

Nun sei noch auf die sogenannten *chronisch Depressiven* hingewiesen, also auf diejenige Gruppe von Menschen – immerhin in der Literatur mit bis zu 20 Prozent aller Depressiven angegeben –, die sich mit einer »Restsymptomatik«, einer länger andauernden Symptomatik nach einer abgelaufenen Depression einrichten und damit leben müssen. »Dysthymia« wird dies in der ICD-10 genannt, womit ein depressives Zustandsbild gemeint ist, das in leichter bis mittelgradiger (im Einzelfall auch schwerer) Ausprägung über mindestens zwei Jahre anhält. Aber auch hier kann man festhalten, dass Symptombesserungen möglich sind, sodass im Einzelfall zwar keine Arbeitsfähigkeit mehr erreicht wird, aber ein Leben in der Familie, im engeren und weiteren Umfeld durchaus möglich ist (Wolfersdorf/Heindl 2003; Bauer u.a. 2005).

Immer wieder hört man auch, dass sich derartige Zustandsbilder im Alter »auswachsen« würden. Dies stimmt nicht; nach heutigem Wissensstand sind depressive Erkrankungen im Alter genauso häufig, genauso schwer ausgeprägt und genauso wiederkehrend. Und sie werden auch dann, wenn sie im mittleren Lebensalter begannen, nicht von selbst schwächer in ihrer Ausprägungsform.

Handelt es sich allerdings um einen sogenannten chronischen Verlauf bzw. um eine depressive Erkrankung, bei der eine phasenüberdauernde Restsymptomatik bezüglich Herabgestimmtheit und Antriebsstörung übrig bleibt, dann kann es zu einer gewissen Anpassung im Laufe des Lebens kommen.

MERKE **Depressive Herabgestimmtheit ist ein zentrales Symptom und insbesondere in der schweren Depression nicht durch Aufmunterung, Ablenkung oder Gutzureden behebbar. Sie bessert sich im Laufe**

der Depressionsbehandlung und ist dann beeinflussbar durch hilfreiche therapeutisch-pflegerische Maßnahmen und Unterstützung durch die Angehörigen oder anderer Betroffener.

Ängste

Ängste jeglicher Art gehören zur Depression. Zum einen können depressiv kranke Menschen von einem *erhöhten Angstniveau* geprägt sein, einer Ängstlichkeit, die sie das ganze Leben schon begleitet. Hier wird es sich also eher um ein Strukturmerkmal der Persönlichkeit handeln, häufig mit Selbstzweifeln, Unsicherheit, Entscheidungsunfähigkeit, auch vegetativer Symptomatik verbunden.

Sodann gibt es Angst, die man eher als »Furcht vor dem Tag, Furcht vor dem, was auf einen zukommt«, verstehen muss, die als Sorgen auch den gesunden Menschen befallen können. *Panikattacken* schließlich, also Anfälle von Angst mit entsprechender vegetativer Symptomatik einschließlich Todesangst, Engegefühl, Herzklopfen usw., die aus heiterem Himmel und ohne äußerlich ersichtlichen Anlass kommen, gibt es beim depressiv Kranken häufig. Früher wurden Panikattacken, wenn sie im Rahmen der Depression auftauchten, auch dieser zugeordnet. Für beides, die Existenz einer eigenen Panikstörung ohne primäre Depressivität und das Auftreten von Panikattacken im Rahmen einer primären Depression, gibt es klinische Beschreibungen und diagnostische Kategorien sowie Behandlungsempfehlungen. Im Klinikjargon spricht man davon, dass man nur lange genug Angst haben müsse, damit man depressiv werde.

Angst ist also etwas, was in der Depression nicht nur häufig auftritt, sondern sogar dazugehört. So wird dem Depressiven mit Wahnsymptomatik, einer besonders schweren depressiven Erkrankung, die Angst vor dem Untergang der eigenen Person und der Welt als ein zentrales psychodynamisches Geschehen zugeschrieben, wobei im Stadium des voll ausgebildeten Wahns nicht mehr die Angst, etwa schuldig zu werden oder geworden zu sein, sondern die »Gewissheit« vorherrscht, schuldig und der schlechteste Mensch überhaupt zu sein. Der depressiv Kranke in tiefster Ausprägung seines wahnhaften Erlebens empfindet keine Angst mehr, sondern denkt und erlebt nur noch in Form der Gewissheit. Für ihn ist alles klar und sicher. In der Rückbildung kommt dem Wiedererlangen der Fähigkeit zur Angst und zum Zweifel eine wichtige Funktion im Sinne von Distanzierung vom Wahn und Korrektur des wahnhaften Inhaltes zu. Das Wiederauftreten von Angst im Sinne von »Angst vor etwas« und die Fähigkeit zum Zweifeln im Sinne von »möglicherweise könnte es auch anders sein« sind dann wichtige Schritte hin zur Besserung.

MERKE **Am häufigsten treten Ängste auf, also die Furcht davor, den Tag nicht bewältigen zu können. Oft löst sich diese Furcht im Verlauf des Tages auf.**

Denken

Die Herabgestimmtheit der Depression ist eng verbunden mit dem, was depressiv Kranke denken. Hier geht es zum einen um *formale Abläufe* im Vorgang des Denkens, zum anderen um die *inhaltliche Thematik*.

BEISPIEL Eine 70-jährige Patientin berichtet, dass sie in den letzten beiden Jahren nach dem Tod des Ehemannes »in ein Loch gefallen« sei. Sie ergänzt, sie könne auch nicht mehr richtig gehen, sie habe Schmerzen in den beiden Knien, das werde nicht besser, und das, wo sie doch früher sehr aktiv gewesen und das gemeinsame Geschäft mit geführt habe. Jetzt habe sie immer Schmerzen und merke, wenn sie früh aufwache und aufstehe, dass sie halt alt geworden sei. Sie schildert sich als eine sehr aktive Frau, die immer leistungsfähig und selbstständig war, aber nachdem der Ehemann nun nicht mehr im Hintergrund sei, könne sie gar nichts mehr. Die Stimmung sei sehr schlecht, innerlich sei es wie Zittern und Beben, sie müsse sich zu allem zwingen, sei lust- und kraftlos. Alles falle ihr schwer, der Schlaf sei schlecht und sie selbst dauernd müde, wälze sich im Bett und grüble viel. ■

Bezüglich des Denkens beschreiben Depressive zum einen quälende *Grübelzustände*, die immer dann besonders stark werden, wenn äußere Ablenkungs- und Entlastungsmöglichkeiten tatsächlich fehlen, nicht mehr wirksam sind oder nicht erreichbar erscheinen. Es tritt auf ein enges Gedankenkreisen um einen Denkinhalt, der planerisch nicht weiterentwickelt werden kann, an dem man starr hängen bleibt, den man auch nicht aus dem Kopf bekommt und zu dem man im Gespräch auch immer wieder zurückkehrt, sodass es fast den Charakter von Zwangsgedanken annehmen kann.

BEISPIEL Ein 40-jähriger Apotheker berichtete einmal, wenn in der Depression seine Gedanken kreisten, dann komme er immer wieder, ob er wolle oder nicht, auf das Stichwort »Schuld« oder »Suizid«, und das seien dann keine sich aufdrängenden Gedanken, sondern er könne es selbst nicht verstehen, seine eigene Logik führe ihn immer wieder dorthin. ■

Es kann aber auch ein Grübeln eintreten, das von zahllosen sich aufdrängenden Inhalten erfüllt ist, nicht sprunghaft oder zerfahren wie beim schizophren Erkrankten, sondern durchaus in sich logisch, jedoch sich in einem negativistischen Bereich bewegend. Hier geht es von einem quälenden Gedanken zum anderen, ohne dass der erste abgeschlossen worden wäre. Dieses Verhaftetbleiben und damit auch Zurückbleiben, das Eingeschlossensein in einer nicht übersteigbaren Gedankenwelt, als wäre man in einem Hof mit unüberwindbaren Mauern eingeschlossen, hat H. Tellenbach (1986) mit den Begriffen »Inkludenz« (Eingeschlossensein) und »Remanenz« (Zurückbleiben) benannt.

Bei anderen Depressiven fällt eine *Verlangsamung ihres Denkens* auf, das wie durch Nebel unscharf, zähflüssig und farblos verläuft und mit einer monotonen Sprache, mit großen Pausen, langsamen Formulierungen und einer inhaltlichen Verarmung einhergeht. Gerade bei Menschen, die in ihrer Berufstätigkeit sehr viel reden müssen, rhetorisch gewandt sind, in ihrer Sprache über einen sehr differenzierten Wortschatz verfügen, fällt dies besonders auf. Die Sätze werden kürzer und es werden immer wieder die gleichen Wörter verwendet, sodass der Außenstehende den Eindruck hat, der Betroffene muss sich jedes Wort abringen.

Hier ist das Bild der Depression durch *Hemmungsphänomene* gekennzeichnet: depressive Herabgestimmtheit bis zur Gefühllosigkeit und Freudlosigkeit, Verlangsamung des Denkens mit Einengung auf immer wieder gleiche Themen, die in der Sprachmelodie monoton, in der Wortwahl reduziert und vereinfacht, mit verarmter Kreativität dargestellt werden. Hinzu kommen *Antriebslosigkeit*, innerliche *Apathie* sowie häufig auch eine äußerlich gestörte, d.h. reduzierte *Psychomotorik* bis hin zur inneren und äußeren Erstarrtheit, dem sogenannten Stupor.

Fragt man sich, »was Depressive denken« – bei psychisch Kranken vermutet man sehr rasch »Verrücktheit« oder dementielle Prozesse –, dann muss man als Erstes konstatieren, dass depressiv kranke Menschen auch nichts anderes denken als sogenannte Gesunde. Wenn man ehrlich zu sich selbst ist, beschäftigt man sich in Gedanken – in unseren Kulturkreisen, vor dem Hintergrund unserer Geschichte und der derzeitigen gesellschaftlichen Situation – meistens mit Fragen von Gesundheit und Leistungsfähigkeit, Attraktivität, Beziehungen, Verpflichtungen, Wertschätzung sowie Anerkennung im persönlichen und beruflichen Bereich, mit Fragen der Existenzsicherung, der Einkommens- und Vermögenssituation, des beruflichen Status und der zukünftigen Karriere. Hinzu kommen Fragen der Stellung in der Beziehung zu anderen Menschen, in denen es dann wieder um Wertschätzung und Attraktivität für andere geht, sowie Fragen bezüglich der eigenen Biografie und Lebensgeschichte, eventuell Fragen der Spiritualität bzw. Religiosität und Sinnhaftigkeit des eigenen Lebens. Depressiv kranke Menschen denken nichts anderes, aber sie denken anders.

Die zentrale Thematik im Denken Depressiver ist immer wieder das *Nichtkönnen*, der Gedanke eigener Unzulänglichkeit, das Zurückbleiben hinter dem eigenen Leistungsanspruch, was zu *Schuldgefühlen* und *Gedanken von Minderwertigkeit* führt. Im nächsten Schritt kommt der Eindruck hinzu, nichts wert zu sein, von niemandem geschätzt zu sein, keinen Wert für andere Menschen zu haben, deswegen auch nicht geliebt und anerkannt zu werden, überhaupt eigentlich überflüssig zu sein, weil man »nur ein zusätzlicher Esser auf der Welt ist« (Zitat eines depressiv kranken Mannes). Ein schwäbischer Bauer hat dies in seiner schweren Depression einmal typisch mit den Worten beschrieben: »Ich kann nichts, ich bin nichts, keiner mag mich, schuld bin ich auch noch selbst daran, wert bin ich sowieso keinem etwas. Wenn es mich nicht mehr gibt, fällt es sowieso nicht auf, und das Beste wäre es, ich tue mich weg.« (WOLFERSDORF 1996).

So dreht sich das Denken des depressiv kranken Menschen im Wesentlichen um Leistungsunfähigkeit, bei gleichzeitiger Erwartung, vieles aber leisten zu sollen (Schuldgefühl bis zur Selbstanklage). Subjektiv als »Versagen« erlebtes Zurückbleiben hinter einer von sich selbst geforderten Leistung – deren Niveau in den meisten Fällen überhöht ist – führt zu *Minderwertigkeits-* und *Wertlosigkeitsideen* (Selbstwertminderung), zu Gedanken, wegen fehlender Leistungsfähigkeit nicht geschätzt und für niemand etwas wert, ja überflüssig zu sein – womit der Weg in die Suizidalität beginnen kann! Dafür fühlt sich der betroffene Mensch auch noch selbst verantwortlich, da er den Normen, die man erfüllen wollte, denen man nachkommen sollte, aus eigener Schuld nicht nachgekommen sei. »Ich sollte doch«, »Ich müsste doch«, »Ich muss mich kümmern« und so ähnlich klingen Formulierungen depressiv kranker Menschen, wenn sie ihren Konflikt im Spannungsfeld zwischen Leistensollen und Nichtleistenkönnen beschreiben.

Die Herkunft dieses *Zwangs zur Normerfüllung*, der vielen Depressiven wie ein Antreiber im Genick sitzt, können die meisten nur in gemeinsamer biografischer Psychotherapie als »Programm« ihrer Kindheits- und Jugendentwicklung entdecken: »Nur wenn du gut bist, lieben wir dich.« Wer geliebt werden will, muss besser sein, daher die häufig sehr stark überzogenen Leistungsnormen. So muss es zwangsläufig immer wieder zum Scheitern kommen, denn kein Mensch ist lebenslang und ohne Einschränkung leistungsfähig, attraktiv für andere Menschen, wird immer wertgeschätzt. Eine solche Norm impliziert das Scheitern.

Viele Angehörige, die man nach den Leistungsnormen ihres depressiven Partners fragt, lächeln und bezeichnen ihren Partner als »akkurat«, als »300-prozentig«, als »perfektionistisch«, »pedantisch«. Das wäre, »wie wenn ich mit 60 Jahren noch genauso hoch springen wollte wie mit 16 Jahren«, verglich es einmal ein älterer Depressiver. Jedes Zurückbleiben hinter dieser Norm, zum Beispiel »von 130 auf 100 Prozent«, wird bereits als Scheitern erlebt, als Schuldigwerden an der eigenen Verantwortung, am eigenen Lebenskonzept, am Umfeld und, wenn es sich um ethisch-religiöse Normen handelt, an Gott und dem eigenen Glauben. Dies wäre dann der direkte Weg in Versündigungs- und Schuldideen. Das Tragische daran ist, dass depressiv kranke Menschen sich so schwertun, neben der rein leistungsbezogenen Wertigkeit ihrer eigenen Person, ihrer Tätigkeit, ihrer Vergangenheit, auch eine Zukunft zu sehen, in der andere Werte, der Mensch an sich, das Geliebtwerden vom Partner oder von den Kindern als mindestens genauso viel wert gelten.

BEISPIEL Ein sehr erfolgreicher, eben weil immer sehr leistungsorientierter Konditor überschrieb mit 65 Jahren sein Geschäft an den Sohn, der geradezu eine jüngere Ausgabe des Vaters darstellte. Von diesem Zeitpunkt an wurde der Pensionär depressiv, stand immer noch nachts zwischen zwei und drei Uhr auf, »konnte« dann aber nicht mehr mitarbeiten, weil eben dort nicht mehr »sein Platz« sei, obwohl ihn der Sohn immer wieder darum bat. Er zog sich zunehmend zurück, wurde unruhig und klagsam und schließlich depressiv. Sinn und Aufgabe seines Lebens waren verloren gegangen. Aus dieser Gestimmtheit kam er über Jahre hinweg nicht heraus, trotz intensiver Behandlung, trotz Psychopharmakotherapie und Psychotherapie. Es gelang ihm nur sehr mühsam und mit intensiver Unterstützung seiner Ehefrau, dem »Leben als Spaziergänger«, der Besichtigung und Überwachung seiner Fischteiche und seines Waldstückes einen Wert abzugewinnen. »Ich bin die Firma, die Firma ist ich«, das war sein Lebenskonzept gewesen. ■

BEISPIEL Ein 64-jähriger Leiter eines Forschungslabors einer großen Firma musste vorzeitig aus seiner Tätigkeit ausscheiden und verlor sozusagen mit einem Schlag den gesamten Inhalt seines Lebens bzw. seiner Ich-Identität. Gleichzeitig wegen Prostatahypertrophie auftretende Miktionsbeschwerden mündeten gemeinsam mit der Depressivität in hypochondrische Ideen sowie einen Verarmungswahn, nämlich nichts mehr vorzuzeigen, nichts Wertvolles mehr fürs Leben zu haben. Der Patient kam nach zwei schweren Suizidversuchen zur stationären Aufnahme auf eine Depressionsstation. In mehrmonatiger Behandlung, psychopharmakologisch, psychotherapeutisch, konkret planerisch bezüglich der Zukunft unter Einbeziehung der Ehefrau und mit einer längerfristigen psychiatrisch-psychotherapeutischen Nachbehandlung gelang eine Neuorientierung innerhalb von zwei Jahren. Nach einem erneuten, aber kurzen stationären Aufenthalt entdeckte der nun 67-Jährige zwei seiner früheren Interessen wieder, nämlich die für Kirchen und die für Automotoren. Mit demselben Perfektionismus, den er in seiner Forschungstätigkeit im Labor angewandt hatte, begann er hinsichtlich beider Themen zu recherchieren, benützte sozusagen seine »Akkuratesse«, um neue Lebensinhalte zu finden, und hält inzwischen Vorträge an der Volkshochschule zu diesem Thema. ■

Interessanterweise fallen mir bei der Beschreibung dieser Problematik nahezu nur Männer ein. Und das ist kein Zufall. Die Frage nach den »Geschlechtsunterschieden bei der Depression« ist zwar – außer epidemiologisch – in der Forschung nur rudimentär behandelt worden (Franke/Krämer 2001; Wolfersdorf u. a. 2007), gleichwohl kann man von Seiten des klinischen Eindruckes feststellen, dass depressive Erkrankungen um den Zeitpunkt der Berentung herum häufig Männer treffen. Das Wertgefühl ist insbesondere bei leistungsorientierten Männern sehr stark an die berufliche Tätigkeit gebunden, sodass es hier einen traditionellen Einbruch gibt, der eben von diesen Männern nicht abgefangen, sondern nur im Rahmen eines »Berentungsbankrottes« depressiv beantwortet werden kann.

Genauso wie man die sogenannte »klimakterische Depression« – eigentlich eine »Depression im Zeitraum des Klimakteriums« – heute auch psychologisch beispielsweise im Kontext der Selbstdefinition der depressiven Mutter über die Kinder und der Dekompensation bei Verlassen des mütterlichen Nestes durch die Kinder diskutiert, ist die Depression zum Zeitpunkt des Berentungsalters ein eher für Männer zutreffender Zeitraum depressiver Störungen. Hinzuzufügen ist, dass für Männer mit der Berentung der dritte und letzte Abschnitt ihres Lebens beginnt. Damit hängt nicht nur der Verlust ihrer bisherigen beruflichen Tätigkeit und somit der Hauptquelle ihres Selbstwertgefühls zusammen. Auch bezüglich der Zukunft mit fantasierten und realen Einschränkungen der körperlichen Leistungsfähigkeit, mit Zunahme körperlicher Erkrankung und drohendem Autonomieverlust, mit Abhängigkeit von der Partnerin und den Kinder, mit Reaktivierung alter Versorgungs- und Zuwendungsbedürfnisse entstehen zahlreiche Gelegenheiten, in die Depression zu gleiten.

Für Frauen, hier sehr verkürzt gesagt, gibt es oft keinen eigentlichen Übergang in den dritten Lebensabschnitt und zudem spricht man heute von einem vierten Lebensabschnitt für Frauen, also einer »Feminisierung des höheren Lebensalters« aufgrund der unterschiedlichen Lebenserwartung von Männern und Frauen. Solche Themen werden in der Psychotherapie mit alten depressiven Menschen als geschlechtsspezifische Themen deutlich bzw. müssen von therapeutischer Seite angesprochen und eingebracht werden. Für Männer und insbesondere den depressiv kranken Mann selbst ist es schwierig, diese Thematik, ohne sich sozusagen selbst wieder zu kränken und zu entwerten, anzusprechen.

MERKE **Depressive denken über dieselben Themen nach wie nichtdepressive Personen, aber die Bewertungen sind völlig zu einem negativen Pol verschoben, global und generalisiert negativistisch und selbstentwertend. In der Therapie geht es unter anderem um die Realitätsüberprüfung, zum Beispiel ob jemand wirklich das ganze Leben lang nur Fehler gemacht hat.**

Wahnideen

Zurück zu den depressiven Denkinhalten und zur Diskussion der allgemeinen Symptomatik: Depressives Denken kann von der *Sorge*, wie sie jeden Gesunden betreffen kann, über eine zunehmende *Einengung auf ein bestimmtes Thema* und die verstärkte Beschäftigung damit hin zu überwertigen Ideen und von da zu den *klassischen Wahnideen* von Schuld, Verarmung, Krankheit, Versündigung, Schädigung des eigenen Körpers führen. Dies kann bis zur Erwartung des selbst verschuldeten Untergangs reichen, häufig einhergehend mit *paranoiden Beziehungsideen* oder Halluzinationen. Die »depressive Logik« ist in den beiden folgenden Zitaten wiedergegeben, wobei das zweite Beispiel die Entwicklung in einen depressiven Wahn hinein zeigt.

»Veränderungen verunsichern mich, dann fühle ich mich hilflos. Wenn ich hilflos bin, werde ich depressiv. Dann kann es sein, dass ich trinke, um zur Ruhe zu kommen.« So drückte es eine 60-jährige depressive Patientin mit rezidivierenden depressiven Episoden und zeitweisem Alkoholmissbrauch aus. »Am Ende des Schuljahres bin ich immer unter Druck mit dem Zeugnisschreiben. Dann geht das nicht so, dann fühle ich mich insuffizient. Dann kommen Schuldgefühle, ich sollte mehr leisten. Dann fühle ich mich schlecht, als ein schlechter Mensch. Ein schlechter Mensch ist ein böser Mensch. Da ist der ›Teufel in mir‹, da steckt etwas Bösartiges in mir.« So die Worte eines 52-jährigen Lehrers mit einem depressiven Schuldwahn.

Bei der Depression mit psychotischem Erleben (»wahnhafte Depression«) stehen, wie oben bereits ausgeführt, nicht mehr die Angst, dass etwas eintreten könnte, oder die Depressivität über Versagen, Unzulänglichkeit, körperliche Hinfälligkeit etc. zur Diskussion, sondern es liegt eine »Gewissheit« vor. »Ich bin schuldig, diese Schuld kann niemals von mir genommen werden, ich bin in der ganzen Ewigkeit verdammt, das ist nicht verzeihbar, ich bin ein schlechter Mensch, der schlimmste Mensch, selbst der Tod kann mich nicht retten«, so formulierte es eine 52-jährige depressive Bäuerin.

»Ich habe falsch gebeichtet, falsch kommuniziert, meine Ehe unter falschen Voraussetzungen geschlossen«, klagte eine andere depressive Frau mit psychotischer Symptomatik. Oder: »Ich bin ein sündhafter Mensch seit meiner Kindheit. Ich hätte das Geld aus der Kasse nicht nehmen sollen, ich wollte den bunteren Badeanzug, ich war stolz ...« Oder: »Herr Doktor, reden Sie nicht mit mir, Sie sind ein lieber Mensch, die ganze Welt geht in drei Tagen unter. Wenn Sie mit mir reden, gehen Sie auch mit unter.« Oder: »Ich kann nicht hierbleiben, ich habe kein Geld mehr, ich bin völlig verarmt, ich kann das alles hier nicht bezahlen, sie wollen von mir 100 DM, 1.000 DM, 10.000 DM, 100.000 DM, das kann ich alles nicht bezahlen, ich habe nichts mehr zum Leben, ich muss verhungern, meine Enkelkinder können nicht studieren, mein Sohn muss das Haus verkaufen ...«, so die Befürchtung eines im Anschluss an eine schwere Grippe erstmals depressiv erkrankten emeritierten Universitätsprofessors, der mit umgerechnet 15.000 Euro in der Hosentasche notfallmäßig in der Klinik aufgenommen werden musste, nachdem er sich vom Balkon stürzen wollte.

Denken und Persönlichkeit

In der tiefen Depression ist das Denken eingeengt auf die genannten Themen. Diese zeigen immer auch einen *biografischen Zusammenhang* und einen Zugang zur *Persönlichkeit* des Betroffenen. Merkmale wie Perfektionismus, »Akkuratesse«, Leistungsorientiertheit, Überangepasstheit, absolute Einordnung in soziale und andere Strukturen, Anlehnung an Autoritäten, Aggressionshemmung, Überfürsorge für andere oder auch Schuldzuweisungen an sich selbst sind typische Denkweisen. Hoffnungslosigkeit, dass sich nichts verändern wird, Hilflosigkeit, dass nichts getan werden kann und nichts möglich ist, zeigen sich häufig auch in gesunden Zeiten als »pessimistischer, negativistischer Zug«.

»Ich habe immer alles eher negativ gesehen«, meinte ein Jurist. Oder: »Auf der Palette des Möglichen fallen mir halt immer diejenigen Dinge ein, die schiefgehen können, sozusagen das Haar in der Suppe«, erzählte eine ältere depressive Frau. A. T. Beck hat von der »kognitiven Trias« des depressiv Kranken gesprochen und damit eine negative Bewertung der eigenen Person, der eigenen Leistungsfähigkeit, der eigenen Vergangenheit und eine daraus abgeleitete negative Einstellung zur Zukunft im Sinne des Pessimismus, des Negativismus, der Hoffnungslosigkeit beschrieben (Beck u.a. 1981).

M.E.P. Seligman (1979), ein anderer amerikanischer Attributionspsychologe, hat von der »gelernten Hilflosigkeit« des depressiv Kranken gesprochen, der primär davon ausgeht, dass er an einer gegebenen Situation sowieso nichts ändern könne, gleichgültig wie er sich verhalte, und zwar bevor er es überhaupt versucht habe. Problematisch ist dann, dass weder ein »Totstellreflex« noch das Klagen oder Jammern über die subjektiv nicht veränderbar erscheinende Situation etwas bewirken. In ihrer Tendenz zur Übersteigerung und Verallgemeinerung auch der kleinsten negativen Erfahrung wird dann die »winzige Maus zum bedrohlichen Elefanten«.

Innerhalb der depressiven Episode dominiert ein solches Denken, außerhalb ist es im Grundsatz ebenfalls vorhanden, sozusagen als ein Persönlichkeitscharakteristikum, kann aber vom depressiv Kranken überwunden, beiseite gestellt und argumentativ verneint werden. »Ich habe mich immer schon minder gefühlt, eine Spur davon auch in den gesunden Zeiten«, nannte es eine schwer depressive Patientin mit einem ausgeprägten Wertlosigkeits- und Minderwertigkeitsgefühl in der depressiven Episode.

Die Hypothese, die depressive Verstimmung sei die Konsequenz der Erfahrung von Unkontrollierbarkeit von Ereignissen im Sinne der »gelernten Hilflosigkeit«, wird heute infrage gestellt. Und zwar werden die Veränderung der depressiven Denkstile bzw. deren Übersteigerung und Einengung in der Depression eigentlich erst als Folgen der depressiven Herabgestimmtheit, also der affektiven Störung gesehen. Dies deckt sich zumindest teilweise mit meiner eigenen klinischen Erfahrung, dass Einstellungen von Minderwertigkeit, Perspektivlosigkeit und Hoffnungslosigkeit nach Abklingen der depressiven Episode oftmals verschwinden; zumindest in der besonderen Ausgeprägtheit und Eingeengtheit. Vielleicht existieren letztlich beide Prozesse.

Bei Nachfragen verbleibt jedoch eine »existenzielle Verunsicherung« durch die Erkrankung, die auch biografisch verstanden werden kann, und zwar nicht nur als Folge der Depression, sondern möglicherweise als Voraussetzung der Depression im Sinne einer persönlichkeitseigenen, lebensgeschichtlich erworbenen Neigung zur negativen Einschätzung der eigenen Person. Hintergrund mag dann die Erfahrung einer personellen Minderwertigkeit etwa in den frühen Beziehungen zu Eltern und Geschwistern sein.

Die *Konzeption der »psycho-sozio-biologischen« Disposition einer* Depression geht auf der psychologischen Seite von einer zentralen Selbstwertstörung und einem »Gefühl existenzieller Lebensunfähigkeit« bzw. »Minderwertigkeit« als Basis für das spätere Entstehen der Depression aus. Denn das »sinnblinde Kippen« der Perspektive eines Menschen, der sich in seinem bisherigen Leben mit sich selbst, seiner Lebenssituation, seiner Leistungsfähigkeit, seiner Zukunftsperspektive durchaus gut und erfolgreich gesehen hat, in eine Einschätzung als minderwertig, leistungsunfähig und wertlos kann man sich eigentlich nur dann vorstellen, wenn derartige Ansätze bereits in der Vorgeschichte fundiert waren – wenn auch gut kompensiert etwa über eine enorme Leistungsfähigkeit, hohe ethische Normen oder enge Beziehungen.

Handeln als zukunftsorientiertes Vorgehen, als Ausdruck von durchdachtem, geplantem und entschiedenem Tun wird für einen depressiv Kranken umso weniger möglich, je mehr er von seinem Grübeln in Beschlag genommen ist, nicht abschalten kann, sich nicht auf das in der Gegenwart Erforderliche konzentrieren kann (KOPITTKE/WOLFERSDORF 1989). Jeder Handlungsschritt wird dann zu einem zähen Ringen, das mit Selbstzweifel und Hinterfragung einhergeht sowie oft im Schwanken zwischen Handeln und Nichthandeln in der Unentschiedenheit stecken bleibt. Die Fantasie der Selbstaufgabe kann dann zunehmend Ziel eigener Handlungsvorstellungen werden, auf die sich der Betroffene ausrichtet. Suizidales Verhalten reicht dann vom Wunsch nach Ruhe über einen Todeswunsch hin zur scheinbar rational begründeten, vorbereiteten Suizidplanung, eingebettet in eine leidvoll und schmerzhaft erlebte, jedoch unausweichbare, weil in sich eingeengte Hoffnungslosigkeit und Perspektivlosigkeit (siehe auch das Kapitel zur Suizidalität).

Neben den leistungs- und normenbezogenen Themen werden häufig auch gesundheitsbezogene Ideen, sogenannte hypochondrische Ideen, beobachtet, in denen die eigene Befindlichkeit übermäßig krankhaft erlebt wird, also die eigene Kraft und Gesundheit entwertet werden, oder vorhandene oder auch nicht vorhandene bzw. objektiv nicht belegbare körperliche Veränderungen in ängstlich-panikartiger Weise überstark erlebt werden.

Derartig depressiv kranke Menschen, bei denen die Klagsamkeit über das Körperbefinden klar im Vordergrund steht, durchlaufen in unserer somatisch orientierten Gesundheitsversorgung häufig – natürlich nicht zuletzt aufgrund der eigenen Annahme einer körperlichen Ursache – viele Ärzte, Krankenhäuser und medizinische Untersuchungen, die meisten davon sinnlos und ohne Effektivität. Nachdem, so eine landläufige Meinung, »gesund« nur »schlecht untersucht« sei, findet sich auch beim hypochondrisch-depressiven Menschen immer »irgendein« somatischer Befund, sei es nun die chronische Lumbago, die Magenverstimmung oder ein grenzwertiges Laborergebnis, das nun den hypochondrisch-depressiv Kranken in seinem Krankheitsgefühl bestätigt und zu weiteren Untersuchungen und Behandlungsversuchen Anlass liefert. Stattdessen wäre eine sehr rasche Klärung wichtig, eine eindeutige Positionsbeziehung vonseiten der ärztlichen Versorgung und eine eindeutige Zuweisung zum Psychiater. Manche heutzutage als »chronische Schmerzsyndrome« bezeichnete Zustandsbilder ähneln sehr stark dem Syndrom, das man früher als »hypochondrisch-depressiv« bezeichnet hat.

Hier müssen sich die Mediziner »an die eigene Brust klopfen« und sich eben ein bisschen mehr Zeit nehmen, wenngleich die Tretmühle der allgemeinärztlichen Versorgung vieles verstehbar macht. Die Beschreibung der sogenannten *larvierten Depression* war letztendlich eine Krücke, die es dem nichtpsychiatrischen Mediziner leichter machen sollte, hinter somatischen Phänomenen auch psychische Störungen zu sehen. Eigentlich handelt es sich um ein depressives Syndrom mit einer starken Symptomatik im vegetativ-somatischen Bereich, somit eigentlich nicht »larviert«, d.h. versteckt, sondern bei Erfragen durchaus erkennbar.

Immer wieder findet man bei Depressiven auch Gedanken von »Gekränkt- und Verletztwordensein«. Der Depressive fühlt sich missverstanden, missachtet, zu wenig geliebt, mehr oder minder bewusst zurückgesetzt, überfordert oder einem, um ein modernes Wort zu verwenden, »Mobbing« ausgesetzt. Dies führt häufig zu Gefühlen des Verlassenseins und der Überflüssigkeit. Auch hier ist der Weg in die Suizidalität deutlich: »Wenn ich nicht mehr geliebt werde, bin ich niemandem mehr etwas wert. Es fällt gar nicht auf, wenn es mich nicht mehr gibt.«

Bei schwer depressiven Patienten wird das Zurückbleiben hinter wichtigen Selbstansprüchen und Normen immer mehr nach innen verlegt und zu einer Auseinandersetzung im Ich. Das Ich muss erkennen, dass seine Wünsche nach Liebe und Achtung nicht verwirklichbar sind. Es erlebt sich deshalb als hilflos, ohnmächtig, als Versager, als schwach, minderwertig und in der Entfaltung gehemmt.

Äußere Kränkungen und Infragestellungen werden dann Auslöser von Depressionen und »Anlässe des Trauerns«, wie es V. Kast (1982) formuliert hat: Trauern um den Verlust eines geliebten Menschen durch Tod, Trauern beim Loslassen geliebter Menschen ins Leben, Trauern bei Abbruch einer Beziehung durch Scheidung, Trauern bei der Veränderung eigener Lebenskonzepte, Trauern beim Abschied von Lebensabschnitten, Trauern beim Abschied von Ich-Idealen und Lebensentwürfen.

All diese haben dann die Funktion von Auslösern und setzen eine depressive Herabgestimmtheit in Gang, die auch bei Wegfall bzw. nach Lösung oder vordergründiger Lösung der belastenden Situation in Gang bleibt.

MERKE **Ein »negativistischer« Zug im Denken liegt bei zur Depressivität neigenden Menschen häufig schon vorher vor. Dieser kann sich steigern in tiefe Depressionen, wenn bestimmte Lebensereignisse eintreten. Dann gibt es sozusagen kein Halten mehr in der negativen Einstellung zum eigenen Leben und zu sich selbst.**

Körperwahrnehmung

Das zentrale vegetativ-somatische Phänomen der depressiven Störungen ist die insgesamt *reduzierte Vitalität*. Diese äußert sich in einer raschen Ermüdbarkeit, in Kraft- und Schwunglosigkeit, einhergehend mit einem »kranken« Aussehen, mit einer vorzeitigen äußerlichen Alterung, mit schlaffer Haut und Haarausfall. Mütter klagen darüber, dass sie sich nach der Vorbereitung des Frühstücks für ihre schulpflichtigen Kinder wieder hinlegen müssen, depressive Männer brauchen immer wieder Erholungspausen am Arbeitsplatz. Die Leistungsfähigkeit nimmt nach ein oder zwei Stunden deutlich ab, verbunden mit einem Verlust der Konzentrations- und Merkfähigkeit und einem ausgeprägten Gefühl körperlicher Erschöpfung.

Den Tag im Bett oder auf der Couch zu liegen bringt jedoch auch keine Erholung, sondern geht häufig mit dem Gefühl einher, zu nichts nutze zu sein, führt also zusätzlich zu Schuld- und Versagensgefühlen. Dem ist also vorzuziehen, wenn ein rasch erschöpfter Depressiver morgens aufsteht und nicht im Bett liegen bleibt, sondern sich, selbst wenn es anstrengt, bewegt und gewissen Anforderungen nachkommt. Die Depression darf nicht Überforderung bedeuten, aber auch nicht Unterforderung. Auch in der Therapie müssen Depressive an eine vernünftige Grenze ihrer Belastbarkeit herangeführt werden, weil sie selbst dazu neigen, sich eher zu unterfordern.

Dies gilt insbesondere für körperliche Belastungen. Zu denken wäre also an eine *Strukturierung des Tagesablaufes* mit kleinen, aus den bisherigen Erfahrungen leistbaren Anforderungen, die der Depressive durchführen und auch als positive Erfahrung für sich verwerten kann. Eine derartige Anforderung ist aus heutiger Sichtweise dem depressiv Kranken durchaus zumutbar. Eine völlige »Entpflichtung« ist nur in der schweren Depression notwendig und sinnvoll. Eine Krankschreibung bzw. eine »Verordnung von Krankheit«, d. h. eine Entlastung, wie es manchmal in der Klinik geschieht, sollte dann aber, sofern notwendig, rasch realisiert werden.

Einer nicht zu kleinen Gruppe depressiv Kranker sieht man ihre Depression nicht an. Diese laufen Gefahr, verkannt und missverstanden zu werden im Sinne von »Du siehst ja gut aus«, obwohl es ihnen eigentlich schlecht geht und sie tief depressiv sind. Hinter der Bemerkung, jemand sehe gut aus, steht oft die verkappte Erwartung, der Depressive solle sich nur etwas zusammenreißen, dann könne er schon wieder etwas leisten. Oder sogar der Gedanke, der Depressiv *wolle* ja nur nicht, denn wenn er sich zusammenreiße, dann könne er auch.

Allerdings sind depressive Menschen oft nur schwer in der Lage, sich zu überwinden und ihrem Gesprächspartner über ihre wahre Befindlichkeit zu erzählen, zum einem aus einer depressionsspezifischen Hemmung und Rückzugstendenz, zum anderen aus der Angst, vom anderen nicht verstanden, vielleicht sogar nicht ernst genommen zu werden.

Das Problem ist nun, dass sich depressive Menschen, die sich in ihrem Nichtkönnen und in ihrem Erleben von Antriebs- und Energielosigkeit nicht angenommen, akzeptiert und verstanden fühlen, vermehrt zurückziehen. Sie reden nicht mehr mit ihrem Umfeld darüber, um Kränkungen und Überforderungen zu vermeiden, geraten dadurch jedoch in eine Vereinsamung und in eine zusätzliche Beeinträchtigung mit der Folge einer Verschlechterung der Symptomatik. Jene depressiv Kranken dagegen, die sich in ihrem »Nichtkönnen« akzeptiert fühlen, sind vielfach auch bereit, den täglichen körperlichen Belastungen nachzukommen, und zwar entgegen ihrer depressiven Sichtweise, entgegen des Gefühls des Überfordertseins, entgegen ihrer subjektiv erlebten Kraftlosigkeit und entgegen ihrer Auffassung, dass jede Form von Aktivität eigentlich sinnlos ist.

Das Erleben, sich angenommen zu fühlen, aktiviert beim depressiv Kranken einen Rest von Leistungsfähigkeit und Energie – und sei es, um andere nicht zu enttäuschen. Das ist zwar auf der einen Seite ein Ergebnis der Autoritätsgläubigkeit bzw. des Drucks durch das Über-Ich, aber depressive Menschen brauchen oft eine solche Anleitung zur Aktivität. Umso leichter fällt es ihnen schließlich, die eigene Aktivität auszuweiten (»Fremdantrieb ersetzt Eigenantrieb«).

Bei den *Leibgefühlsstörungen* dominieren solche im Kopf (Kopfdruck, Druck hinter den Augen), im und um den Brustkorb (Druckgefühle, Engegefühle), an den Schläfen (Druckgefühle) sowie diffus wandernde Schmerz-, Spannungs- und Schweregefühle. Fast immer gesellen sich *Schlafstörungen* hinzu, bei einem Teil der depressiv Kranken Einschlafstörungen, bei anderen der »zerhackte« Schlaf, das morgendliche Früherwachen und insgesamt das *fehlende Gefühl der Erholung*. Die sogenannten Morgen- oder Abendtiefs werden als *Tagesschwankungen* bezeichnet, wobei echte Tagesschwankungen immer solche sind, bei denen Stimmung und Antrieb in gleicher Weise daniederliegen. Solche Tagesschwankungen gehen jeweils mit Aufhellung oder Verschlechterung im Laufe des Tages einher, häufig im Laufe des späteren Nachmittages bis zum Abend. Dann wird vom klassischen Morgentief und der abendlichen Aufhellung gesprochen. Bei der »Winterdepression« beobachtet man ein anderes Phänomen, nämlich eine verlängerte Schlafperiode, die jedoch ebenfalls kein Gefühl des Erholtseins bewirkt.

»Winterdepression« ▶ Hierunter versteht man ein in der sognannten dunklen Jahreszeit – etwa November bis Februar – auftretendes Symptommuster mit übermäßigem Schlafbedürfnis (16 Stunden, ohne sich ausgeschlafen zu fühlen) und Appetitsteigerung, aber Reduzierung von Antrieb, Stimmung und Vitalität. Sie wird häufig nicht erkannt wegen ihrer eher leichten Ausprägung und im Zusammenhang mit jahreszeitlich bedingtem Lichtmangel gesehen. Aktivitäten, Sport und anderen Bewegungen oder Lichttherapie helfen, antidepressive Medikamente werden selten benötigt. ◀

Die *Appetitstörung* – Appetitlosigkeit bis zum Ekelgefühl – ist ein ebenfalls häufiges Symptom und fällt meistens mit einer *Gewichtsreduktion* zusammen, außer der depressiv Kranke wird von seiner Familie zum Essen angehalten. Auch die *Obstipation* (Verstopfung) ist ein seit langem bekanntes Phänomen, das einerseits auf ältere Antidepressiva zurückzuführen ist, andererseits bereits vor Jahrhunderten beschrieben wurde. Viele

Patienten neigen nur in ihrer depressiven Episode zur Verstopfung, während sie in gesunden Zeiten diese Beschwerden überhaupt nicht haben – was im Grunde nicht verwundert.

Auch im Bereich des Schmeckens und Riechens, überhaupt im Bereich der Wahrnehmung kann es Beeinträchtigungen geben. Ein schwerhöriger depressiv Kranker »hört« in der Depression, so zumindest in seinem subjektiven Erleben, deutlich schlechter, ein Kurzsichtiger wird »schlechter« sehen, eine Hausfrau wird beim Würzen Probleme haben und alles wird »fad« schmecken. Zur *Anhedonie* (Genussunfähigkeit) bei depressiv Kranken – unter Anhedonie werden Schlafstörungen, Appetitstörungen, Freudlosigkeit, Lustlosigkeit usw. verstanden – zählen auch die *sexuellen Störungen.* Bei depressiv kranken Menschen nehmen die üblichen sexuellen Aktivitäten hinsichtlich Häufigkeit und Erlebensqualität deutlich ab. Ein Libidoverlust gehört zu den Symptomen einer Depression und kann durch pharmakogene Einflüsse verstärkt werden. Es ist naheliegend, dass sich eine Depression gerade im Bereich der Sexualität besonders auswirkt, betrachtet man die Depression auch als eine zwischenmenschliche Störung.

Depressive Männer berichten häufig über Erektionsschwäche bis -unfähigkeit, was einerseits als depressionseigenes Symptom, andererseits auch als Behandlungseffekt durch antidepressive Medikation verursacht sein kann. Hier ist differenziell zu unterscheiden und nachzuschauen, um was es sich handelt. So bewirken manche Antidepressiva Orgasmusstörungen, zum Beispiel Ejakulationsverzögerungen, was von Männern häufig kaum registriert bzw. fast nie, außer bei direkter Nachfrage, berichtet wird. Erektionsschwäche oder Erektionsunfähigkeit werden heute bereits häufiger ohne äußeres Nachfragen berichtet. Manchmal wird auch eine zusätzliche andrologische Untersuchung und Behandlung notwendig. Früher ist allzu häufig auch von therapeutischer Seite nach der Devise gehandelt worden: »Nebenwirkungen muss man akzeptieren, dafür wird die Depression besser.« Die entsprechenden Probleme wurden dann nicht angesprochen oder bagatellisiert.

Bei depressiven Frauen kommt es zu Zyklusstörungen bis hin zu depressionsbedingter Amenorrhö (Ausbleiben der Regel), die dann auch der gynäkologischen Abklärung bedarf. Ebenso kann es in und durch die Depression selbst zu einer fehlenden Anfeuchtung der genitalen Schleimhäute und damit zu Schmerzen beim Geschlechtsverkehr kommen, was allerdings auch Nebenwirkung mancher antidepressiver Medikamente ist.

Viele depressive Menschen berichten, dass eine schleichende Erschöpfung, langsam sich einstellende Schlafstörungen und die Libidostörungen die sensibelsten Zeichen einer beginnenden Depression sind. Sie werden häufig auch lange als Restsymptomatik einer abklingenden Depression beobachtet. Hier ist Aufklärung der Patientinnen und Patienten notwendiger denn je und wird im Übrigen mit Recht heute auch entschieden von Patientenseite gefordert.

MERKE **Zur Depression gehören zwangsläufig psychosomatische Symptome. Insbesondere bei länger anhaltenden Schlaf- und Appetitstörungen muss auch an eine Depression gedacht werden.**

Zu jedem depressiven Syndrom oder jeder depressiven Episode gehören auch *Antriebsstörungen*. Spricht man von Antriebsstörung bei einer Depression, so meint man zum einen Lust- und Interesselosigkeit, also die Unfähigkeit, sich auf andere zuzubewegen, etwas zu unternehmen, sich für die eigene Person und für das Umfeld zu interessieren. Zum anderen und im engeren Sinne wird darunter die Psychomotorik verstanden, die sich in Richtung einer psychomotorischen Agitiertheit oder einer psychomotorischen Hemmung zeigt – innere Verlangsamung im Denken, in der Sprache, äußerlich sichtbare Reduktion von Mimik, Gestik, Bewegungsabläufen bis hin zur Erstarrtheit. Dabei ist die *psychomotorische Hemmung* von der neurotischen Gehemmtheit zu unterscheiden; mit Letzterer ist ein Persönlichkeitszug gemeint, der sich durch Schüchternheit, übermäßige Zurückhaltung, Erröten beim Kontakt mit dem anderen Geschlecht auszeichnet und dem wohl eine Störung des Selbstwertgefühls zugrunde liegt.

Unter *Agitiertheit* versteht man in ihrer leichten Ausprägung eine vom Patienten körperlich erlebte innere Unruhe, »ein inneres Rucken«, wie es Patienten manchmal bezeichnen, das, häufig mit Angst einhergehend, zu Getriebenheit bis hin zu nicht mehr kontrollierbarem Laufzwang führen kann. Diese Menschen oder ihre Angehörigen bezeichnen es häufig als »Nervosität«, die sich in einem unruhigen Spiel der Finger und Hände, in einem Nicht-sitzen-bleiben-Können, im Anfangen vieler Aktivitäten, die dann sofort wieder abgebrochen werden, äußern kann. Als extreme Form einer Agitiertheit habe ich einmal den Laufzwang einer alten Dame erlebt, die in ihrer Depression nahezu 30 km ununterbrochen gerannt ist, dann in einen Fluss gehen wollte, um sich zu ertränken, und zum Glück von Passanten gesehen und in die Klinik gebracht wurde.

Eine *psychomotorische Hemmung* dagegen drückt sich aus in einer Verlangsamung von Mimik, Gestik und Bewegungsabläufen, die zunehmend an Differenziertheit verarmen. Auch ein energieloser, schwach wirkender Gang, eine gebundene Haltung im Sitzen und eine deutliche Verlangsamung und Monotonie im Gespräch können auffällig sein. Solche Patienten »schleifen sich dann über den Gang«, als müssten sie die »ganze Last der Welt« (Zitat eines Patienten) auf den Schultern tragen. Ein solches Zustandsbild kann sich in der extremsten Form zum »depressiven Stupor« steigern, in dem sich der Patient, meist innerlich mit panischer Angst erfüllt, nicht mehr von der Stelle rührt, der Muskeltonus erhöht ist, er sozusagen in seiner Angst erstarrt und bewegungslos geworden ist. Dann sind, neben einer medikamentösen Behandlung, sehr viel Nähe und Zuwendung notwendig, um auch über die Beziehung und über die Vermittlung von Nähe zur Entspannung beizutragen.

Vor dem Hintergrund langjähriger Erfahrungen mit depressiv Kranken erscheint mir die ausführliche Schilderung von Symptomatik und Verhaltensweisen betroffener Menschen wichtig. Nicht nur um das Erkennen einer depressiven Störung zu verbessern, sondern auch um Verständnis und Interpretationshilfen für diejenigen zu geben, die eben, weil sie selbst nicht depressiv sind oder gewesen sind, sich schwertun, einen depressiv kranken Menschen tiefer zu verstehen und ihm nahezukommen. Für die Diagnose einer depressiven Störung sind Symptome, wie sie etwa in der ICD-10 für die depressive Episode (siehe Tabelle »Depressive Episode«) gefordert werden, erforderlich.

Depressive Episode (F 32) nach ICD-10 (Forschungskriterien 1997)

depressive Stimmung mindestens 2 Wochen anhaltend

Interessen- oder Freudeverlust an Aktivitäten, die normalerweise angenehm waren

verminderter Antrieb oder gesteigerte Ermüdbarkeit

Zusätzlich

Verlust des Selbstvertrauens oder des Selbstwertgefühls

unbegründete Selbstvorwürfe oder ausgeprägte, unangemessene Schuldgefühle

wiederkehrende Gedanken an den Tod oder an Suizid, suizidales Verhalten

Klagen über oder Nachweis eines verminderten Denk- oder Konzentrationsvermögens, Unschlüssigkeit oder Unentschlossenheit

psychomotorische Agitiertheit oder Hemmung (subjektiv oder objektiv)

Schlafstörungen jeglicher Art

Appetitlosigkeit oder gesteigerter Appetit mit entsprechender Gewichtsveränderung

mindestens 2 Wochen, keine manischen oder hypomanischen Symptome in der Anamnese, Ausschluss von F1, F0

mit / ohne somatisches Syndrom:

Interessenverlust oder Verlust der Freude an normalerweise angenehmen Aktivitäten,

mangelnde Fähigkeit, auf Ereignisse oder Aktivitäten emotional zu reagieren,

Früherwachen, zwei Stunden und mehr, vor der gewohnten Zeit,

Morgentief,

objektivierter Befund einer ausgeprägten psychomotorischen Hemmung oder Agitiertheit (beobachtet oder von anderen berichtet),

deutlicher Appetitverlust,

Gewichtsverlust (5 % oder mehr des Körpergewichts im vergangenen Monat),

deutlicher Libidoverlust.

mit / ohne psychotische Symptome: Wahnideen, Halluzinationen, Stupor

So gibt es auch Symptome, die nicht zu einer Depression gehören. Früher sagte man, »eine Depression kann alles machen«. Dies ist ein Irrtum. So gehört etwa eine Bewusstseinstrübung oder eine Orientierungsstörung nicht zu den Symptomen einer Depression. Taucht so etwas auf, ist eher an eine Intoxikation, eine Überdosierung eines Medikamentes, etwa Lithium oder eines Antidepressivums, an eine hirnorganische Erkrankung, an eine demenzielle Störung im höheren Lebensalter oder an ein delirantes Syndrom im Rahmen einer Suchterkrankung zu denken. Auch können zahlreiche andere Erkrankungen mit depressiven Symptomen oder depressiven Syndromen einhergehen; darauf wird später noch einzugehen sein. Lähmungen unterschiedlicher Art, Funktionsausfälle im Bereich der Wahrnehmung, konkrete Schmerzzustände (etwa die Abgrenzung von Kopfschmerz von einem depressiven Kopfdruck) gehören nicht zu der depressiven Erkrankung. Hier ist differenzialdiagnostisches Basiswissen notwendig, welches heute von jedem Arzt, der mit Menschen zu tun hat, zu erwarten ist.

MERKE **Eine Depression lässt sich anhand einer Reihe von Symptomen erkennen und beschreiben: psychische, psychomotorische und psychovegetative Symptome. Subjektiv erleben depressive Personen einen hohen Leidensdruck, quälende Gefühle von Freud- und Gefühllosigkeit, von der Unfähigkeit, am Erleben anderer teilhaben zu können. Aus diesem Leidensgefühl und dem Symptombild ergeben sich zwangsläufig die Hilfe- und Behandlungsbedürftigkeit. Depressionen sind eine Krankheit und bedürfen der Therapie.**

Bis heute gibt es kein für alle depressiven Störungen verbindliches bzw. zutreffendes ätiopathogenetisches Konzept über die Ursachen, die Entwicklung und über die aktuelle Entstehung einer Depression. Das heißt, wir verfügen heute über eine Reihe von modellhaften und zum Teil gut belegten Konzepten, die auch in der therapeutischen Alltagsarbeit zur Anwendung kommen, jedoch gelten diese eben nicht für alle depressiven Störungen. Die nachfolgende Grafik stellt einen Versuch dar, biografische, aktuell belastende Ereignisse sowie biologische Vorgänge zu integrieren.

Auf der neurobiologischen Ebene des Gehirns kommt es unter Einfluss aktueller psychosozialer Belastungen – traumatische Erfahrungen – und von Verlustereignissen zu einer »Auslenkung« der Neurotransmittersysteme: Nach heutigem Wissensstand sind für die Depression insbesondere Serotonin und Noradrenalin bedeutsam. Diese Auslenkung der Neurotransmitter führt bei allen depressiven Störungen eben als die »letzte gemeinsame Wegstrecke« hin zur Psychopathologie, hin zu den Kennzeichen und Symptomen depressiven Verhaltens, Denkens und Fühlens. Die Veränderungen im Neurotransmittersystem bewirken also vermutlich am Ende der individuellen Entwicklung die depressive Störung. Gleichwohl ist der Sprung von der neurobiochemischen Ebene zur depressiven Symptomatik mit seinen Veränderungen im Fühlen, Denken und Handeln offen.

Für die Entstehung einer depressiven Disposition werden sowohl biologische als auch psychologische Ausgangs- und Entwicklungsbedingungen verantwortlich gemacht.

Skizze der Depressionsgenese

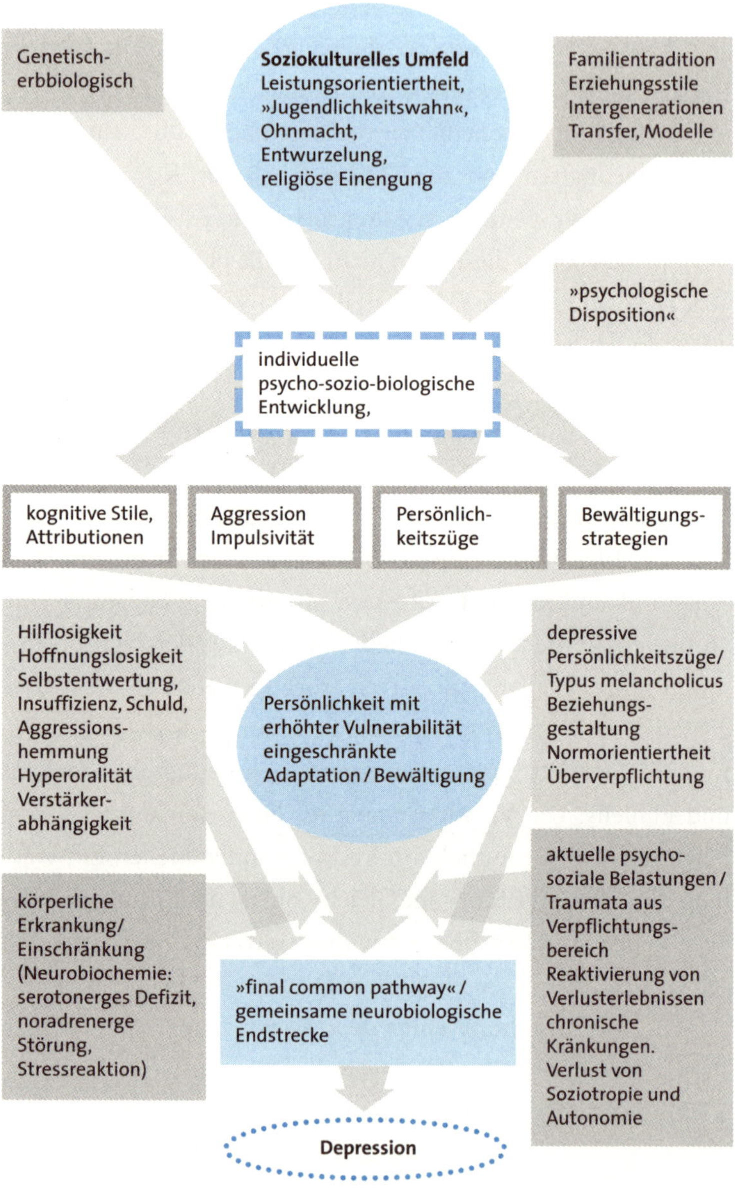

H. S. Akiskal (1995) hat in seiner Übersicht über die gegenwärtigen psychogenetischen Modellvorstellungen zur Depression folgende Konzepte zusammengestellt:

- Das **Konzept der Aggressionsumkehr**, wobei ein aggressiver Trieb in eine depressive Gestimmtheit umgewandelt wird,
- das **Konzept des Objektverlustes**, welches auf der Unterbrechung einer engen Bindung beruht,
- ein **Selbstwertkonzept**, wobei sich das Ich-Ideal hinsichtlich der Erreichung subjektiv wichtiger Ziele hilflos fühlt,
- das **kognitionstheoretische Konzept**, bei dem es um negative kognitive Schemata im Denken eines depressiv werdenden Menschen geht,
- die »**gelernte Hilflosigkeit**«, bei der hinter der Depression die Erfahrung und die Überzeugung stehen, dass unerwünschte Ereignisse nicht beeinflussbar seien, egal was man auch tue,
- das **Verstärkerverlustkonzept**, welches von einer niedrigen Rate positiver Verstärkung und von sozialen Defiziten, solche Verstärkungen zu erreichen, ausgeht,
- das **neurobiochemische Modell**, das auf der Beobachtung von Dysregulation und/oder Beeinträchtigung, besonders der Neurotransmitter Serotonin und Noradrenalin, beruht,
- ein **neurophysiologisches Konzept**, das von elektrophysiologischen Störungen ausgeht, die zu neuronaler Übererregtheit und zum »Kindling-Phänomen« führen, sowie
- das **Konzept des »final common pathway«**, eigentlich ein Stress-Modell, das alle psychologischen, psychosozialen, physiologisch-biochemischen Stressoren in einen neurobiochemischen Prozess im Zwischenhirn (Dienzephalon) einmünden lässt, der die neurobiochemische Fundierung der depressiven Psychopathologie darstellen soll.

Im Wesentlichen geht es bei all diesen Modellen um zwei verschiedene Ansätze. Die Gemeinsamkeit aller *psychologischen Überlegungen* lautet, dass Ereignisse in der Entwicklungsgeschichte eines Menschen (Kindheit, Jugend, frühes Erwachsenenalter) Vorläuferbedingungen mit bestimmten mentalen Strukturen darstellen, die bei entsprechenden Ereignissen eine depressive Symptomatik auslösen. Die anderen Modelle sind im *neurobiologischen Bereich* angesiedelt, wobei auf das Konzept des »final common pathway« im Sinne der letzten gemeinsamen Endstrecke neurobiochemischer Veränderungen oben kurz eingegangen wurde.

Das sogenannte »Kindling«-Konzept, das in den letzten Jahren insbesondere von R. M. Post (1992) vertreten wurde, ist eigentlich aus der Epilepsieforschung abgeleitet. Es versucht, jenes Phänomen zu erklären, dass im Laufe mehrerer depressiver Erkrankungsphasen zunehmend geringere Auslöser, zunehmend weniger offensichtliche Belastungsfaktoren sowie für das Umfeld zunehmend schwerer verstehbare, feinste Mechanismen als Auslöser eine Rolle spielen. Man stellt sich vor, dass die Sensibilität für die Auslösung einer Depression von Mal zu Mal zunimmt. Das heißt umgekehrt, dass die Schwelle immer niedriger wird und die »Bereitschaft, depressiv zu werden«, immer stärker zunimmt. Einer der Wirkungsmechanismen von Antikonvulsiva (Antiepileptika) wie Valproinsäure, Carbamazepin oder Lamotrigin, die heutzutage auch in der Phasenprophylaxe depressiver Erkrankungen als »Stimmungsstabilisatoren« eingesetzt werden, soll auf die biochemische Erhöhung der Schwelle für die Auslösung depressiver Zustandsbilder abzielen.

In einer eigenen Übersicht über die *Psychogenesemodelle depressiver Erkrankungen* wurden tiefenpsychologisch-psychoanalytische, lerntheoretische, kognitions- und attributionstheoretische sowie psychosoziale Modellvorstellungen neben die biologischen gestellt (Wolfersdorf 1992; 1997). Psychologische oder psychodynamische Modelle fragen danach, welche innerseelischen biografischen Entwicklungen und jetzigen psychologischen Vorgänge bei einem depressiv erkrankten Menschen stattgefunden haben bzw. aktuell stattfinden. Sie ziehen hierzu subjektiv bedeutsame Ereignisse aus der Biografie und Lerngeschichte des Betroffenen, meist aus seiner Kindheit und Jugend, sowie aus der aktuellen Situation, aus den jeweils besonders typischen Belastungsbereichen im Beziehungs- oder Arbeitsfeld heran. In der Tabelle »Psychodynamische Modelle der Depressionsgenese und Konsequenzen« sind die bekanntesten psychodynamischen Modelle der Depressionsgenese zusammengefasst.

Das in der Abbildung »Psychodynamisches Modell möglicher Depressionsentwicklungen« beschriebene psychodynamische Modell (Wolfersdorf 1995; 1997) geht von der postulierten »frühkindlichen Mangelerfahrung« als Bedingung aus, die zu einem globalen Gefühl des »existenziellen Zuwenig«, also von Minderwertigkeit führt. Es geht einher mit emotionaler Überbedürftigkeit nach Zuwendung (»Fremdliebe kompensiert mangelnde Selbstliebe«), hoher Verletzbarkeit des Selbstwertgefühls (Instabilität des Wertgefühls, rasche Aktivierung von Hilflosigkeitsgefühlen des Ichs) und einem starkem Bedürfnis nach Wertschätzung und Anerkennung von außen (Fremdwertschätzung wird Selbstwertgefühl):

- hoher Zuwendungsbedarf (»Oralität«),
- mangelndes bzw. instabiles Selbstwertgefühl (narzisstische Störung),

- Ich-Insuffizienz, negatives Selbstbild,
- Hoffnungslosigkeit, fehlende Entwicklungs- bzw. Zukunftsperspektive, Suizidalität,
- Aggressionsvermeidung, Fehlen von Zugreifenkönnen, indirekte Aggressivität, Forderung an Umfeld,
- Neigung zu Schuldgefühl, Versagensgefühl, Selbst- und Fremdanklage.

Psychodynamische Modelle der Depressionsgenese und Konsequenzen

Methode	Konsequenzen in Therapie
Tiefenpsychologisch-psychoanalytisch	Biografische Arbeit
(»depressive Disposition«)	(In Einzel- und Gruppentherapie)
(»Oralität«)	Erarbeitung eines psychodynamischen Verständnisses, Persönlichkeitsstruktur Erleben von Empathie, Fürsorge, Wertgefühl (aktiver Umgang, Akzeptanz)
Lerntheoretisch	Soziales Training, Aktivierung, positive Verstärkung
(»Verstärkerverlust«)	(Umgang, Tagesstruktur, Aktivitäten)
(»soziale Kompetenz«)	Kompetenztraining (Gruppe) Angehörigenarbeit (Gruppe, Einzelgespräche)
Kognitive Theorie	Identifikation von depressiogenen Denk- und Bewertungsstilen (»depressive Attributionsstile«) Einzel- und Gruppentherapie, aktiver Umgang Alltagserfahrung (»kognitive Schemata«) umbewerten

Psychodynamisches Modell möglicher Depressionsentwicklungen

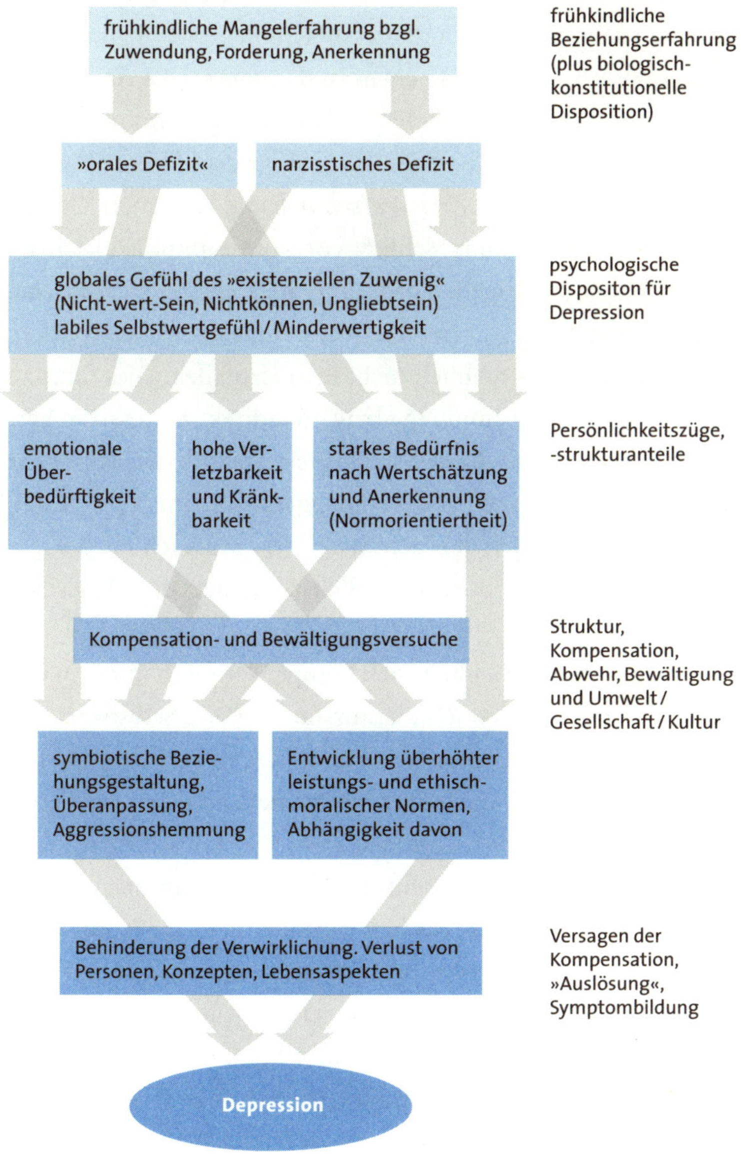

Auf der Basis eines unzureichenden Gefühls, selbst etwas zu sein, jemand darzustellen, etwas zu können, eine eigene Wertigkeit zu besitzen und in dieser von anderen akzeptiert und anerkannt zu sein, entwickeln depressiv Kranke zwei »Hauptkompensationsschienen«. Zum einen ist das eine starke Anpassung an Familie, Partner, Gesellschaft, institutionelle Strukturen, was Nähe, Geborgenheit und Schutz vor Aggression bietet. Anpassung bis zur *symbiotischen Verschmelzung* garantiert Geborgenheit und Zuwendung, schützt vor Konfrontation; gleichzeitig muss aber jede eigene Forderung, müssen eigene Wünsche, eigene Entwicklungsschritte zur Autonomie vermieden werden, um aus dieser Geborgenheit nicht herauszufallen. Dies führt zu einer »Aggressionshemmung« bzw. zu indirekt aggressiven Verhaltensweisen. Auch die Selbstaggression in der Suizidalität hat manchmal einen Anteil von fremdaggressiver Anklage: »Schau her, wie weit du mich gebracht hast; jetzt muss ich mich sogar umbringen, weil du mich nicht liebst.« (Zitat aus: WOLFERSDORF 1992)

Die zweite Möglichkeit, sich kompensatorisch mit dem Gefühl einer emotionalen Minderausstattung und Selbstwertproblematik auseinanderzusetzen, ist, im *Bereich von Leistung* hohe Normen zu entwickeln und zu versuchen, diesen ein Leben lang gerecht zu werden.

BEISPIEL Eine 29-jährige Patientin, verheiratet, kam nach einem Suizidversuch mit depressiver Symptomatik in die Klinik. Auf die Frage nach dem Motiv ihres Selbsttötungsversuchs antwortete sie, ihr Mann fahre immer so schnell Auto. Etwas irritiert unterstellte der Therapeut Liebe und Fürsorglichkeit (was sicher auch vorhanden war) und fragte nach, was sie denn damit meine. Nach einigem Zögern sagte sie leise: »Was wird aus mir, wenn ihm etwas passiert?« Die eigene Bedürftigkeit wird überdeutlich, die Angst aus einer schützenden Geborgenheit herauszufallen, die Angst vor Verlust des Partners, der für die eigene Lebensfähigkeit benötigt wird. ■

BEISPIEL Ein 56-jähriger Lehrer erlitt nach einem Herzinfarkt eine mittelgradig ausgeprägte depressive Episode. Er galt einerseits als sehr beliebter und guter, andererseits als ein sehr leistungsorientierter Lehrer, der perfektionistisch war und auch eine entsprechende Leistung von seinen Schülern verlangte. Aufgrund der verminderten Belastbarkeit musste er seine Stundenzahl auf ein halbes Lehrdeputat reduzieren, was zu Gefühlen der Minderwertigkeit, des Überflüssigseins, zu Fantasien, vorzeitig in Pension zu gehen, führte, dann jedoch wieder zu »Leistungsdurchbrüchen«, in denen er sich übermäßig engagierte. Erst eine erneute Herzattacke führte über eine anschließende Verschlechterung seiner depressiven Symptomatik und nachfolgende Therapie zu einer Neuorientierung. ■

Aggressionsgehemmte Arbeitnehmer sind gute Mitarbeiter in verantwortungsvollen Positionen, gute »Zweite«, für Leitungspositionen aber fehlt ihnen häufig ein Zug »menschenverachtende« Aggressivität, hier steht ihnen ihre Normorientiertheit häufig (zum Glück!) im Weg. In Beziehungen sind sie eher auf Harmonie angelegt, etwa nach dem Motto: »Der Klügere gibt nach.« Sie sind weniger in der Lage sich abzugrenzen, sich durchzusetzen, »auf den Tisch zu hauen«, »schreiend und brüllend« ihre Auffassung zu vertreten, sie geben eher nach, »um des lieben Friedens willen«. Allerdings haben sie auch hohe Erwartungen an ihr Umfeld. Sie erwarten die gleichen Leistungsnormen, die gleichen Beziehungsnormen, die gleiche Zuverlässigkeit, die gleiche Beziehungsorientiertheit – und jegliche

Distanzierung, auch nur eine vermeintliche, kann zu Depressivität führen.

Auslöser für Depressionen werden damit alle Ereignisse, Belastungen, Bedrohungen, Fantasien, die eine harmonische Geborgenheit und/oder die Leistungsfähigkeit bzw. die Einlösung von ethisch-moralischen Normen beeinträchtigen können. Daraus ergeben sich zwangsläufig auch die Konfliktfelder, die dann Ausgangspunkt von Psychotherapie werden können:

- Abhängigkeit versus Autonomie,
- Unterwerfung versus Kontrolle,
- Versorgung versus Autarkie,
- Selbstwertkonflikte (narzisstische Konflikte, Selbstwert versus Objektwert),
- Über-Ich- und Schuldkonflikte (egoistische versus prosoziale Tendenzen),
- ödipale, sexuelle Konflikte,
- Identitätskonflikte (Identität versus Dissonanz),
- fehlende Konflikt- und Gefühlswahrnehmung,
- zeitlich überdauernde Konflikte; daneben konflikthafte äußere Lebensbelastungen.

In der eigenen ambulanten und stationären Psychotherapieerfahrung wurden am häufigsten Spannungen zwischen »Abhängigkeit versus Autonomie«, »Versorgung versus Selbstständigkeit«, Selbstwertkonflikte, Über-Ich- sowie Schuldkonflikte beobachtet.

Aus lerntheoretischer und verhaltenstherapeutischer Richtung wurde Anfang der siebziger Jahre das sogenannte *Verstärker-Verlust-Modell* der Depression eingebracht (siehe Abbildung »Das Verstärkerverlusumodell der Depression«).

Das Verstärker-Verlust-Modell der Depression

nach Lewinsohn 1974, aus Hautzinger 1991

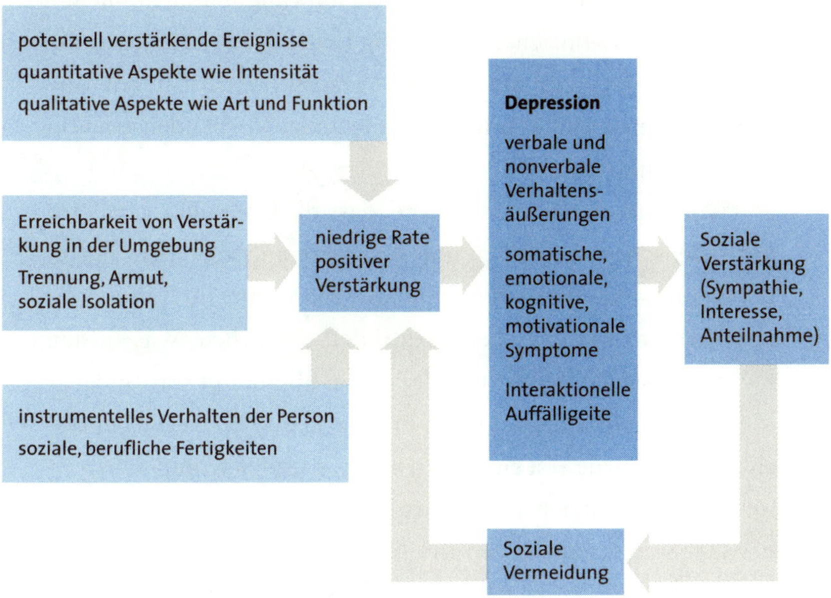

Lerntheoretische Modelle der Depression gehen davon aus, dass dieses Syndrom dann zustande kommt, wenn auf »Verhalten« hin kaum oder keine Verstärkung erfolgt. Ein Fehlen bzw. eine verminderte Häufigkeit positiver Verstärkung führt dann zu einer Reduktion der Aktivität, was in der Folge zu einer weiteren Reduktion positiver Verstärkung führt usw. Das Ausmaß der positiven Verstärkung, das ein Mensch erhält, ist abhängig von drei Variablen, nämlich:

1. von der Anzahl potenzieller Verstärker, die eine Person in Abhängigkeit von Persönlichkeitsmerkmalen wie Alter, Geschlecht, Attraktivität etc. aufweist,

2. von der Anzahl potenzieller Verstärker, die in Abhängigkeit von der Umwelt überhaupt zur Verfügung stehen, sowie
3. vom Repertoire der Person an Verhaltensweisen, etwa soziale Kompetenz, die überhaupt zur Verstärkung führen können.

In der eigenen klinischen Erfahrung fand ich am häufigsten die soziale Inkompetenz sowie einen Verstärkerverlust durch Verlustsituationen und überhaupt mangelndes Vorhandensein von Verstärkern.

Während man früher glaubte, dass die Unfähigkeit, auf andere Menschen zuzugehen und Kontakte aufzunehmen, nur in der Depression vorhanden sei, würde man heute im Rahmen einer Verhaltensanalyse herauszufinden versuchen, was in den nichtdepressiven Zeiten an Interaktion überhaupt stattfindet.

Ein junger Bauer, der keine Frau fand und deswegen depressiv wurde, wurde erst einmal zu einem sozialen Kompetenztraining angeregt, in dem es darum ging, zu lernen, wie man auf andere Menschen zugeht, um anschließend zu lernen, sich an Orte wie Gaststätten zu begeben, in der viele junge Menschen verkehren. So ließe sich auch die Depression nach dem Verlust eines Partners als »Verstärker-Verlust-Depression« bezeichnen, wenn sämtliche positive Verstärkung eben zeitlebens über diesen Partner gelaufen ist und jetzt keinerlei Beziehung mehr besteht. Auch die sogenannte »Umzugsdepression« kann man als eine Depression erklären, die im Zusammenhang mit Veränderung von Lebenssituation, Abbruch von Beziehungen und damit Abbruch von Verstärkungssituationen steht – eine der Erklärungen für den hohen Anteil von bis zu 40 Prozent Depressivität bei Menschen in Altenheimen.

Nach P. M. Lewinsohn (1974) erfahren depressiv Kranke weniger positive Verstärkung in ihrer Umwelt für ihr Handeln, für ihre Äußerungen, ihre Leistungen und Verhaltensweisen als andere Menschen, wobei Persönlichkeitsfaktoren eine Rolle spielen. Das Ausmaß der erreichbaren positiven Verstärkung ist also auch abhängig von Persönlichkeitsmerkmalen, den sogenannten instrumentellen Eigenschaften einer Person, von der Erreichbarkeit von Verstärkung in der Umgebung bis zur Häufigkeit potenziell verstärkender Ereignisse überhaupt. Eine Depression ist in dieser Denkweise eine Folge einer zu niedrigen Rate an positiver Verstärkung. Therapeutisch wären familiendynamische Ansätze sowie sozialpsychiatrische Angebote (Sozialpsychiatrische Dienste, ambulante psychiatrische Pflege, Gemeindeschwester u. Ä.) einzubeziehen.

Das kognitive Modell von A. T. Beck (1967; Beck u. a. 1981) geht von dysfunktionalen Denkstilen eines Menschen über sich selbst und über seine Leistungsfähigkeit aus, die in seiner bisherigen Lebensgeschichte erworben wurden und in aktuellen Situationen aktiviert werden (siehe Abbildung »Kognitives Depressionsmodell«). Der Depressive neigt dazu, seine eigene Person, seine Umwelt, seine Leistungsfähigkeit und anderes negativ zu sehen, was von Beck als »kognitive Triade« bezeichnet wurde.

Kognitives Depressionsmodell nach Beck (1974)

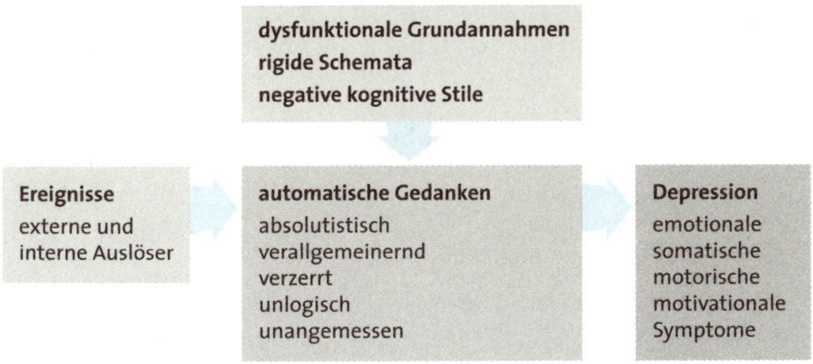

Diese negativen Bilder von sich selbst (»Selbstschemata« genannt) werden durch entsprechende Ereignisse ausgelöst und als sogenannte automatische Gedanken aufrechterhalten. Automatische Gedanken sind Überlegungen, die unfreiwillig und stereotyp auftreten, immer vorhanden sind, nicht unterdrückt werden können. Sie scheinen von einer nicht zu hinterfragenden Plausibilität und übertönen aufgrund des negativen Selbstbildes alle angemessenen Gedanken, die eher der Realität und dem objektiven Selbstbild entsprechen würden (HAUTZINGER 1991). So könnte zum Beispiel das Nichtbestehen einer Prüfung in folgendem Sinn gedeutet werden: »Jetzt habe ich wieder einmal versagt. Das bestätigt, was ich immer schon dachte, nämlich dass ich nie etwas richtig gemacht habe. Das war immer schon so, das wird auch immer so sein, das wird sich immer wiederholen. Ich brauche gar nicht zur nächsten Prüfung anzutreten.« Mit einer solchen Haltung ist die Grundlage für eine Depression bereits gelegt.

Depressive Personen neigen dazu, Schlussfolgerungen aus Ereignissen ohne ausreichende Begründung zu ziehen, und sehen nur die negativen Details – eine Variante menschlicher selektiver Wahrnehmung. Sie überschätzen die Leistung anderer und werten die eigene ab. Sie übergeneralisieren zudem alle negativen Ereignisse. Man kann das bei der Frage an einen Depressiven, was er am Wochenende zu Hause gemacht hat, eindrücklich erleben: Als Erstes wird all das geschildert, was schiefgegangen ist, und das überstrahlt dann alles andere, was gut gelaufen ist. Nun werden solche Attributionsstile besonders häufig und ausgeprägt in der akuten depressiven Episode gefunden und sind, zumindest in diesem Ausmaß, außerhalb einer depressiven Erkrankung oft kaum mehr nachweisbar.

Im Leben eines Menschen gilt es viele Entwicklungsschritte zu bewältigen, diese können biologischer oder psychologischer Art sein. Häufig handelt es sich um den Spannungsbogen zwischen Abhängigkeit versus Autonomie bzw. um Rollenwechsel, etwa die Übernahme einer Elternrolle oder Übernahme einer beruflichen Leitungsfunktion. Der in seinem inneren Ordnungsfeld eingeschlossene depressiv disponierte Mensch scheitert an dieser Entwicklungsanforderung, weil er den Übersprung nicht schafft und im Bisherigen verhaftet bleibt. So bleibt er sich und seiner Entwicklungsverpflichtung etwas »schuldig«, woraus sich ein häufiges Auftreten von Schuldgefühlen in der Depression erklärt.

Es sind auch nach dem Geschlecht unterschiedliche Konstellationen des Beginns einer Depression diskutiert worden (Wolfersdorf u.a. 1999; Wolfersdorf/Schulte-Wefers 2006). Bei Männern sind die Auslösebedingungen einer Depression meist im Arbeitsbereich angesiedelt: Überforderung und Versagen bei Verlust der bisherigen Rolle, Rückstufung, Entlassung, chronische bzw. längerfristige Arbeitslosigkeit, körperliche Krankheit mit einschneidenden Rollenverlusten, Verlust von Einfluss und Macht, Krankheit, Alterungsprozesse u.v.m. In ihrem Selbstbild sind Männer dabei eher »starke Versorger«, weswegen sie ein Scheitern als individuelle und als Beziehungskatastrophe erleben.

Frauen weisen andere Auslösebedingungen bzw. Risikokonstellationen auf: längerfristige Überforderung durch Doppelrolle von Hausfrau und Beruf in Kombination mit aktueller familiärer Problematik, fehlendes soziales Netz, fehlende intime bzw. persönliche Beziehung, zum Beispiel keine persönliche Freundin, Rollenwechsel als Mutter, Rollenwechsel in der Partnerschaft, neue Mutterrolle etc. Im Selbstbild gilt die Frau eher als »aufopfernde Versagerin« und als Trägerin von Emotionen, »weibliche Klagsamkeit« wird gesellschaftlich eher akzeptiert.

Unterschiedliche Verläufe

Häufig wird gefragt, wie lange denn eine depressive Episode dauere. Aus der klinischen Erfahrung gibt man dann vier bis sechs Monate an, wenngleich die Datenlage hierzu unbefriedigend ist. P. Hoff (1999) rechnet bei einer unbehandelten oder unzureichend behandelten depressiven Episode mit einer Dauer von 6 bis 24 Monaten, dies bedeutet, dass – bei einer zu erwartenden Besserung einer akuten depressiven Störung bei ca. 70 bis 80 Prozent – das Problem der Depressionsbehandlung heutzutage nicht nur oder nicht mehr allein bei der Behandlung der akuten Depression liegt, sondern dass man sich bei jedem depressiv kranken Menschen zugleich Gedanken über die Vermeidung zukünftiger depressiver Episoden machen muss.

Über die Faktoren, die den Verlauf einer Depression bestimmen, liegen relativ wenig Daten vor. Im Laufe eines Lebens muss man heute bei unipolar Depressiven von einer mittleren Episodenzahl von drei bis vier ausgehen. J. Angst (1987) hat für unipolar Depressive vier, für bipolar Erkrankte (manisch-depressiv) zehn Episoden in seinen Katamnesestudien errechnet. Nach P. Hoff (1999) steigt das Wiederauftreten von Depressionen mit der Anzahl der Episoden, sodass nach einer (oder der ersten) depressiven Episode mit etwa 50-prozentiger Wahrscheinlichkeit mit einer zweiten Episode zu rechnen ist (siehe Tabelle »Depression in der Allgemeinarztpraxis«).

Depression in der Allgemeinarztpraxis (Holsboer-Trachsler/Vanoni 1998)

10–20 Prozent aller Patienten in der Allgemeinarztpraxis sind solche mit depressiven Erkrankungen
70–90 Prozent aller Depressiven werden vom Hausarzt behandelt
nur ca. 50 Prozent aller Depressionen werden vom Hausarzt erkannt
bei nur 15 Prozent aller Depressiven wird eine medikamentöse Therapie eingeleitet, die nur bei 7 Prozent einer adäquat dosierten antidepressiven Therapie entspricht
gezielte Fortbildung verbessert Diagnostik: 64 Prozent geschulte, nur 28 Prozent ungeschulte Ärzte erkannten Depressionen

Jenseits solcher Wahrscheinlichkeiten haben erneute Episoden natürlich häufig mit dem weiteren Lebensverlauf, gegebenenfalls mit neuen oder alten unbewältigten kritischen Lebensereignissen zu tun. »Behandlung« muss deshalb immer psychische und soziale Stabilisierung des betreffenden Menschen meinen.

In zwei eigenen Katamnese-Studien von schwer depressiv Kranken betrug der Anteil »ungünstiger Verläufe« 17 Prozent; umgekehrt lag der Anteil der günstigeren Verläufe bei deutlich über 80 Prozent. In einer 6-Jahres-Katamnese (Ruppe 1996) war in den ganzen sechs Jahren nach einer Depression ein Drittel symptomfrei, 27 Prozent waren wieder erkrankt, entweder unipolar depressiv oder bipolar (also manisch-depressiv), und 18 Prozent zeigten chronische Verläufe, d. h. depressive Erkrankungen über zwei Jahre andauernd.

Die beste *Prognose* besteht dann, wenn eine depressive Episode voll ausheilt (volle »Remission«). Daneben gibt es solche mit partieller Remission, d. h. mit einer episodenüberdauernden depressiven Symptomatik, meistens im Bereich von Herabgestimmtheit und reduziertem Antrieb. Hierzu gehören auch diejenigen Patienten, die rasch erneut depressiv erkranken, bzw. jene, die in eine Erwerbsunfähigkeit wegen weiter bestehender depressiver Symptomatik oder erneuter depressiver Erkrankung eintreten.

E. Holsboer-Trachsler und Ch. Vanoni (1998) haben mit einem Stress-Verletzlichkeits-Modell der Depression versucht, die hohe Anfälligkeit für weitere depressive Störungen nach einer ersten Depression zu erklären. Dabei entsteht durch jede depressive Erkrankung, die man als Stress definieren kann, eine Sensibilisierung im neurobiologischen Bereich und es verbleiben »neurobiologische Narben«, die für sich selbst bereits einen zusätzlichen Verletzlichkeitsfaktor darstellen. Das würde heißen: Wer einmal depressiv war, hat eine deutlich erhöhte, nach P. Hoff (1999) sogar 50-prozentig erhöhte Wahrscheinlichkeit, wieder depressiv zu erkranken. Erneut also Hinweise auf die Notwendigkeit einer hinreichenden psychotherapeutischen, psychosozialen und gegebenenfalls medikamentösen Behandlung bzw. Begleitung des Betroffenen.

MERKE **Wie eine Depression verläuft, können auch Fachleute nicht vorhersagen. Grundsätzlich sind einmalige, aber auch rezidivierende (mehrmals im Laufe des Lebens auftretende) Verläufe möglich. Wie sich der weitere Verlauf entwickelt, hängt wesentlich davon ab, ob sich der Betreffende Hilfe holt und wie er seine belastende Lebenssituation verbessert. Fest steht auch, dass neuerliche Episoden keine Katastrophen sind, sondern dass es auch dann darum geht, die neuerlichen psychischen Einbrüche zu bewältigen.**

TEIL II Behandeln und bewältigen

Die therapeutischen Möglichkeiten in der Psychiatrie, Psychotherapie und Psychosomatik sind inzwischen sehr vielfältig. Dies wird verständlich vor dem Hintergrund unseres heutigen Verständnisses von psychischen Erkrankungen als etwas sehr komplex Verursachtes (biologisch-genetisch, psychisch, lebensgeschichtlich, psychosozial).

Die Tabelle »Therapieformen der klinischen Psychiatrie« gibt einen ersten Überblick.

Therapieformen der klinischen Psychiatrie
Psychotherapieformen, psychagogische Ansätze
allgemeine psychotherapeutisch orientierte Beziehungsarbeit/-pflege
Einzel- und Gruppenpsychotherapie
Familientherapie, Angehörigenarbeit, Selbsthilfegruppen für Depressive
Psychoedukation für Patienten und Angehörige, spezifische Trainingsgruppen (z. B. Früherkennung, Selbstsicherheitsgruppen, soziales Kompetenztraining)
Entspannungsmethoden (z. B. progressive Muskelentspannung), körperbezogene Therapien (z. B. psychiatrische Sport- und Bewegungs-, Tanztherapie)
Ergotherapie, ergotherapeutische Leistungsdiagnostik, kognitives Training
Kreativtherapien (z. B. Kunst-, Gestaltungs-, Musiktherapie)
Hypnose
Rehabilitative Behandlungsmaßnahmen in der Akuttherapie
tagesstrukturierende Maßnahmen
psychagogisch-psychoedukative Trainingsgruppen (z. B. Problemlösungsgruppen, Bewältigungsstrategien)
Arbeitstherapie (intern, extern; industriell), berufliche Rehabilitation, Werkstatt für Behinderte

Wohnen (selbstständig, Wohnheim, Heimbereich, Tagesklinik, psychiatrische Klinik)
ambulante psychiatrische Pflege
Biologische bzw. körperbezogene Behandlungsansätze
Psychopharmakotherapie
Schlafentzug
Lichttherapie
Elektrokrampftherapie
Massagen, Gymnastik, Sport, Sauna, Hydrotherapie
Therapie körperlicher Erkrankungen

Frühzeitige therapeutische Begleitung

Depressive Störungen manifestieren sich im Leben eines Menschen sehr häufig zu Zeitpunkten, an denen Entwicklungsschritte und Veränderungsnotwendigkeiten auftauchen. Diese können biologischer – Schwangerschaft, Geburt eines Kindes, Eintreten der Wechseljahre und dadurch bedingte psychosexuelle Veränderungen, Erkrankungen etc. – oder/und psychologischer Art sein: Autonomie-Abhängigkeits-Konflikt etwa beim Verlassen des Elternhauses, bei einer schweren Erkrankung, im höheren Alter, bei einer Abhängigkeitsproblematik, in Verlustsituationen. Häufig geht eine biologische Veränderung mit einer psychologischen einher und auch psychologische Einflüsse können zu biologischen Beeinträchtigungen beitragen. So führt die Geburt eines Kindes auch zu einer Neudefinition der eigenen Partnerschaft: von der Zweierbeziehung zur Familie. Die sogenannte Wochenbettdepression kann so auch in psychologischem Zusammenhang gesehen werden.

Die klimakterische Depression, die eigentlich eine zeitliche Zuordnung, nämlich eine Depression im Zeitraum der Wechseljahre meint, mag auch mit rein körperlichen Einflüssen (Hormonveränderungen) bei der Frau zusammenhängen, aber es darf deshalb nicht vernachlässigt werden, dass in dieser Zeit erhebliche Rollenveränderungen stattfinden. Etwa ändert sich durch das Weggehen der Kinder die Mutterrolle und die Partnerschaft muss neu definiert werden. Auch bei Männern lassen sich Besonderheiten beobachten. Verwitwung führt insbesondere bei ihnen in den folgenden Monaten zu einer erhöhten Suizidrate, aber auch zu einer erhöhten Anfälligkeit bzw. Dekompensationsbereitschaft für körperliche Erkrankungen – auch wenn diese bisher seit Jahrzehnten stabil gewesen sind. Die Sterblichkeit und die Erkrankungen nehmen bei Männern nach einer Verwitwung zu; im Prozess der Trauer scheint es auch zu einer Verschlechterung des Immunsystems und zu anderen körperlichen Beeinträchtigungen zu kommen.

Ganz besonders die Hausärzte sind es, die ihre Patienten und deren Familien kennen und schon lange begleiten. Sie sind es auch, die depressive Erkrankungen rechtzeitig erkennen und adäquat behandeln können. Familiendramen, unerwünschte Veränderungen, Intergenerationskonflikte, traumatische Ereignisse wie Unfälle, unerwartete Todesfälle, das Auftreten schwerer Erkrankungen, Arbeitslosigkeit, sozialer Abstig usw. sind Zeiten, die häufig mit psychischer Auffälligkeit einhergehen und die unter diesem Aspekt vom Hausarzt beachtet werden müssen. Kommt es dann zu einer entsprechenden Symptomatik, so ist auch an das Vorliegen einer Depression zu denken.

Eine Depressionsbehandlung besteht heute aus einer Integration psychotherapeutischer, psychosozialer und medikamentöser Ansätze, und zwar in einem entwicklungsförderlichen ambulanten oder stationären Behandlungsrahmen (Übersicht siehe Abbildung »Akutbehandlung der Depression im Alltag heute«).

Akutbehandlung der Depression im Alltag heute

Psychotherapie	Biologische Therapie	Soziotherapie	Selbsthilfe
Einzelgespräche, Einzelpsychotherapie	Antidepressiva	Angehörigengruppen	Selbsthilfegruppen für Depressive
Gruppenpsychotherapie	Lichttherapie	Sozialarbeit	Selbsthilfe von Angehörigen
Selbstsicherheitstraining	Wachtherapie / Schlafentzug	Ergotherapie	
Aktivierungsgruppe	Sport und Bewegung, Gymnastik	Belastungstrainings	
Entspannungsverfahren	Elektrokrampftherapie	Rehabilitative Behandlungsmaßnahmen	
Gestaltungstherapie		Leistungserprobung und Diagnostik	
Kreativtherapien		Ambulante psychiatrische Pflege	

BASIS: empathisch-fürsorgliche therapeutische Beziehung, Aktivierung

Die theoretischen Hintergründe für die Behandlung leiten sich aus unserem heutigen Wissen um Neurobiochemie, Tiefenpsychologie und Lerntheorie, die Bedeutung von kritischen Lebensereignissen und um die Besserungsverläufe und Langzeitprognosen ab. Dabei sind das Wissen um die aktuelle Symptomatik (Syndrom, Wahn, Suizidalität, Altersfärbung etc.) und die jeweilige Psychodynamik (Wechselwirkung zwischen Lebensereignissen, Belastungsfaktoren und der gewordenen Persönlichkeit) einschließlich des Wissens um den Verlauf (etwa Ersterkrankung oder Rückfall, unipolar oder bipolar) für die Therapiekonzeption bedeutsam.

Die inhaltlichen »Grundprinzipien« der Behandlung depressiv Kranker sind in der Tabelle »Grundprinzipien der Behandlung depressiver Störungen« aufgelistet.

Grundprinzipien der Behandlung depressiver Störungen

Therapie muss sein:
beziehungsorientiert und verlässlich (d.h. Beziehungsarbeit, Psychotherapie)
symptombezogen (d.h. Minimierung von Leiden etwa durch Antidepressiva)
ativierend (d.h. Anforderung, Anspannung, weder Über- noch Unterforderung)
personenbezogen (d.h. bezogen auf Alter, Geschlecht, Beruf/Tätigkeit etc.)
selbstwertbezogen (d.h. das Ich des Betroffener fördernd, wertschätzend, einbeziehend)
rehabilitativ (d.h. Ziel ist die Arbeits- / Erwerbstähigkeit)
interaktionell-psychosozial (d.h. Umfeld einbeziehend)
rezidivprophylaktisch-psychoedukativ (d.h. Wiedererkrankungsfaktoren erkennend, vermeidend)
biogralisch-tiefenpsychologisch bzw. lerntheoretisch-verstehend (d.h. eigene Geschichte erkennend)
veränderungsorientiert-motivierend (d.h. antidepressiogen und verändernd)

Jede Therapie hat heute beziehungsorientiert zu sein, sie zeichnet sich durch *Regelmäßigkeit, Verlässlichkeit* sowie *Akzeptanz des Erkrankten* und seines Krankseins aus. Therapie hat außerdem *symptombezogen* zu arbeiten mit dem Ziel der Symptomreduktion und der Minimierung von Leiden. Sie muss *aktivierend* sein, um wieder an die alltägliche Leistungs- und an die Arbeitsfähigkeit heranzuführen, und hat sich auf die Person des Betroffenen zu beziehen, also auf dessen Alter, Geschlecht, kulturelle Herkunft, Erwerbstätigkeit und allgemeine Lebenssituation. Die Therapie hat schließlich *prophylaktisch* (vorbeugend) und *psychoedukativ* (informativ) zu sein, das heißt, der Patient und die Angehörigen müssen um Risikofaktoren für eine eventuelle Wiedererkrankung wissen, sie müssen motiviert werden, diese zu erkennen und zu vermeiden, gegebenenfalls mit fachlicher Hilfe.

Daran knüpft die nächste Frage an: *Was ist erreichbar?* Nüchtern formuliert sind 60–70 Prozent Symptombesserung mit Wiedererlangung der Arbeits- und Beziehungsfähigkeit sowie bei längerfristiger Therapie Rückfallvorbeugung mit einer Verminderung der Krankheitsepisoden sowie Verschlechterungsvorsorge möglich. Dazu gehören auch Einstellungsänderungen hinsichtlich des Umganges mit früher depressionsauslösenden Ereignissen, eventuell auch Änderung äußerer depressionsfördernder Faktoren in den Lebensbedingungen und im Arbeitsfeld. Dass dabei Angst vor Verlust des Arbeitsplatzes eine Rolle mitspielt, wird zum Beispiel deutlich, wenn ein depressiv kranker Schichtarbeiter lieber weiter »schichtet«, als seinen Arbeitsplatz zu gefährden. Auch die Vermeidung von Suizidalität in der akuten Situation muss im Auge behalten werden (siehe auch das Kapitel dazu). Insgesamt können die Verbesserung der Lebensqualität und auch die Verbesserung der Lebenszufriedenheit erreicht werden, was beim depressiv Kranken immer auch im Zusammenhang mit Symptombesserung und dem Erwerb von Perspektive und Hoffnung für die Zukunft verbunden ist.

»Rückfall« ▶ Die Vermeidung von Wiedererkrankungen (»Rückfällen«) ist besonders im ersten Jahr nach einer depressiven Erkrankung wichtig. Dazu sind regelmäßige Therapietermine, Fortführung antidepressiver Medikation und die allmähliche Stärkung der Belastbarkeit (durch eine gestufte Wiedereingliederung in die Erwerbstätigkeit, durch eine Neuorganisation des Haushalts etc.) notwendig. Unter »Rückfall« wird eigentlich eine Verschlechterung der bereits gebesserten Krankheitsepisode verstanden. ◀

BEISPIEL Ein depressiv gewordener Betriebswirt und Jurist, 52 Jahre alt, verheiratet, tätig im gehobenen Management, zeigt einen positiven Verlauf, wenn es um die Beseitigung depressionsfördernder Faktoren am Arbeitsplatz und um die Reintegration in eine vorher leitende Funktion geht. Er ist seit mehr als 15 Jahren in dieser Funktion tätig. Im letzten Jahr fühlte er sich, und dies traf auch aus objektiver Sicht der Betriebsleitung zu, durch einen neuen zweiten Geschäftsführer unter Druck gesetzt und verleumdet; dieser wollte anscheinend einen Kollegen aus seiner früheren Firma in diese Position bringen. Der Patient entwickelte Schlafstörungen, Unruhezustände und es kam zu Fehlern in der Abteilung, die ihm wiederum vorgehalten wurden. So geriet er in einen depressiv-ängstlichen Panikzustand in der Auseinandersetzung mit dem zweiten Geschäftsführer, den er als existenziell bedrohlich empfand.
Er kam dann notfallmäßig aus eigenem Antrieb in kurzfristige stationäre psychiatrisch-psychotherapeutische Behandlung. Der Mann war in seinem bisherigen Leben nie psychisch auffällig gewesen. Unter medikamentöser antidepressiver und neuroleptischer Therapie, eingebettet in das Therapiekonzept mit Einzel- und Gruppenpsychotherapie und weiteren Maßnahmen des Depressionszentrums, kommt es zu einer raschen Symptombesserung und er kann nach Hause entlassen werden. Am Arbeitsplatz erfolgt zwischenzeitlich eine Klärung der Arbeitssituation, der zweite Geschäftsführer wird im Rahmen einer Umstrukturierung entlassen, sein Vorgehen gegen den Kollegen wird von der Firma objektiv bestätigt. Es erfolgt eine gestufte Wiedereingliederung in die alte Position, begleitet durch regelmäßige ambulante tiefenpsychologische Psychotherapie sowie Fortsetzung der antidepressiven Medikation. Nach etwa einem Jahr ambu-

lanter Therapie wird die psychiatrisch-psychotherapeutische Begleitung abgeschlossen. ■

BEISPIEL Ein 44-jähriger Ingenieur, Sportler und in leitender Funktion in einem großen Betrieb für Marketing tätig, befand sich in einer tiefenpsychologischen Einzeltherapie, gleichzeitig erhielt er eine antidepressive Medikation. Zum Zeitpunkt der nachfolgenden Formulierungen erhielt er einen sogenannten selektiven Serotonin-Wiederaufnahmehemmer (SSRI) als Antidepressivum. Diagnostisch handelte es sich um einen depressiv kranken Menschen mit wiederkehrenden Episoden, die auch im Zusammenhang mit seiner depressiv-zwanghaften Persönlichkeitsstruktur zu sehen waren, bei einer insgesamt extrem leistungsorientierten Grundeinstellung. Der Mann war bis dahin nie in stationärer antidepressiver Therapie, sondern stets in ambulanter Behandlung gewesen. In einer Einzeltherapiesitzung erzählt er Folgendes: »Wenn meine Stimmung besser ist, geht man in eine aktivere Rolle, hat Erfolg, und schon stimmt das Bild wieder, dann wird auch die Stimmung besser!« Damit die Stimmung besser werde, müsse er etwas tun, etwa ein Medikament gegen seine Depression nehmen. Und weiter: »Wenn ich aktiv etwas tue, Erfolg habe, dann habe ich nicht das Gefühl, versagt zu haben!« Darunter versteht er zum Beispiel Sport zu treiben. Aktivität in Sport oder Beruf könne ihm helfen, auch wenn er das Gefühl habe, er sei sehr zögerlich, er sei ein Versager. Daran anschließend äußert er: »Wenn ich Erfolg habe, auch wenn es mir schlecht geht, dann kann ich mich wieder anders sehen, dann stimmt das Bild von mir wieder, dann kann ich auch aktiver sein, dann wird auch meine Stimmung wieder besser, dann habe ich auch wieder Erfolg.« Hier helfe ihm, sich zu sagen, dass er doch eigentlich auch in schlechten Zeiten immer Erfolg gehabt habe. ■

Daraus lässt sich ableiten, dass es verschiedene Ansätze in der Depressionsbehandlung gibt. Ein Ansatz ist die *Besserung der Stimmungslage*, etwa durch die Einnahme eines Medikamentes. Eine andere Möglichkeit ist *Aktivität*, um gegen das Gefühl, ein Versager zu sein, anzugehen. Man sieht hier unterschiedliche Ansätze, die zum einen auf die Gestimmtheit abzielen, zum anderen auf die Aktivität, die körperliche und geistige Leistungsfähigkeit, auf die »Anspannung«, die das Gefühl vermittelt, doch noch leistungsfähig zu sein, selbst wenn man sich schwach und erschöpft fühlt, auf das Erleben von Erfolg, und zwar egal, ob es sich nun um den Abschluss einer Arbeit im Haushalt, um Erfolg im Betrieb oder beim Jogging handelt. Es geht um die Stimmungslage, um Aktivität, um das Selbstbild.

BEISPIEL Ein anderer Patient, 84 Jahre alt, verwitwet, der sich nach einem sehr aktiven Leben als Architekt zunehmend vereinsamt fühlte, leistete sich – er konnte das, da er vermögend war – jedes Jahr mindestens zwei wissenschaftlich begleitete Busreisen in eine berühmte und interessante Stadt Europas. Ihm selbst ging es darum, »mit jungen Menschen zusammen zu sein, mit denen ich reden kann, die meine Erfahrung schätzen, mein städtebauliches Interesse, mein historisches Interesse, und mit denen ich mich unterhalten kann, die sich auch ein bisschen um mich kümmern, mich auf nächtliche Kneipentouren mitnehmen, auch wenn mich das sehr anstrengt.« ■

Die gezielte Unterbrechung der inneren und äußeren Vereinsamung durch einen bewusst herbeigeführten sozialen Kontakt, der erwünscht ist, als förderlich gesehen wird, wenngleich anstrengend, wird hier zum eigentherapeutischen Mittel.

BEISPIEL Ein 49-jähriger Kaufmann und Betriebswirt, im gehobenen Marketing einer großen Firma jahrelang tätig, wurde wegen mehrerer depressiver Episoden vorzeitig in den Ruhestand versetzt. Beim Jogging hatte er einmal die Erfahrung gemacht, seine Stimmung werde ihm sehr viel »leichter« im Zustand der völligen körperlichen Erschöpftheit, und seit dieser Zeit läuft er täglich mit der Stoppuhr und dem Pulsmesser sechs bis sieben Kilometer. Im Sommer schwimmt er zusätzlich täglich ein bis drei Kilometer im Schwimmbad in der Nachbarschaft. Er hat immer noch depressive Phasen, aber sie sind nicht mehr so tief, und er hat vor allem das Gefühl, damit aktiv umgehen zu können, für sich selbst etwas tun zu können und nicht nur Lithium und ein Antidepressivum in der depressiven Episode einzunehmen. ■

Das Wissen, die Kompetenz und dann auch die Fähigkeit oder Kraft, in der Depression trotzdem *etwas für sich selbst tun* zu können, sind eines der wichtigen Ziele ambulanter und stationärer antidepressiver Therapie. Hierzu ist natürlich auch das Wissen um die verschiedenen Möglichkeiten nötig, die es heute gibt.

TIPP Am bewährtesten sind körperliche Aktivitäten wie regelmäßiges Laufen / Jogging, Schwimmen, Wandern, zügiges Walking u. Ä. Regelmäßigkeit ist wichtiger als Leistung!

Die Therapieziele der Depressionsbehandlung erfordern unterschiedliche Therapiemaßnahmen. Wie der obige Patient gesagt hat: Wenn er aktiv sei, habe er nicht das Gefühl, ein Versager zu sein, auch wenn er sich nicht gut dabei fühle; wenn er Erfolg habe, ändere sich sein Bild von sich selbst; wenn seine Stimmung besser sei, dann könne er auch wieder eine aktivere Rolle spielen. Zu ergänzen wäre als therapeutische Anmerkung: »Und selbst wenn Sie sich überfordert haben, ist das kein Scheitern, sondern hilfreich als Erfahrung, wo derzeit noch Grenzen der Belastbarkeit sind!« Dies bedeutet einen differenziellen Ansatz innerhalb der Therapie, bezogen auf die unterschiedlichen Beschwerden, Symptome, Verhaltensstörungen. Diese Ansätze sind in der Tabelle »Therapieansätze bei Depressionen« gezeigt.

Therapieansätze bei Depressionen

Depression	Therapeutischer Ansatz / Schwerpunkte
Symptomatik / Syndrom (Affektivität, Kognition, Antrieb. Vitalstörung)	im Wesentlichen Antidepressiva, dann Neuroleptika, Tranquilizer / Anxiolytika
Verhalten (appellativ, Rückzug, Interaktionsstörung)	hilfreicher Umgang, Verltaltenstherapie klientenzentriert (Ernpathie, Verstärkung)
Psychodynamik (Triebkonflikt, Strukturkoriflikt)	tiefenpsychologisch orientierte Psychotherapie, kognitive Verhaltenstherapie, Interpersonelle Psychotherapie
Persönlichkeitsstruktur	Psychotherapie (tiefenpsychologisch, KVT)
Umfeld / Arbeit (Interaktion, depressionsfördernde Arbeitssituation)	Sozialarbeit, Familientherapie, Systemische Therapie
Körperliche Krankheit	internistisch bzw. fachbezogene Mitbehandlung
Interaktionsstörung (Beziehungs-, Partnerprobleme)	Paar-, Familientherapie, Angehörigenarbeit
Verlauf	Rezidiv-, Verschlechterungsprophylaxe (medikamentös, psychosozial, psychotherapeutisch)

MERKE **Die therapeutische Behandlung einer Depression umfasst drei Komponenten: eine psychotherapeutische Begleitung in Einzelgesprächen oder in Gruppen, eine medikamentöse Behandlung mindestens in der akuten depressiven Episode (4–6 Monate) und noch einmal 4–6 Monate danach sowie eine soziotherapeutische Unterstützung in der Familie, am Arbeitsplatz etc.**

Psychotherapie lässt sich definieren als *eine spezifische Methode der Interaktion*, meist verbaler Art, zwischen einem hierin ausgebildeten Therapeuten und einem Patienten auf der Basis eines beiderseits akzeptierten Krankheits- und Störungskonzeptes sowie einer daraus ableitbaren Behandlungskonzeption. Die allgemeinen Regeln einer psychotherapeutischen Beziehungsgestaltung enthalten Einfühlungsvermögen, Akzeptanz des Patienten und seines Störungsbildes, Fürsorge für ihn einschließlich möglicher notwendiger Sicherung, den Versuch, ein gemeinsames Störungsverständnis zu entwickeln, und positive Verstärkung von Veränderungswünschen.

Allgemeine *Wirkfaktoren jeder psychotherapeutischen Arbeit* sind eine intensive, emotional besetzte und vertrauensvolle Beziehung zwischen einem Hilfesuchenden und einem Helfer, das Angebot eines Erklärungsprinzips für Erkrankung und Behandlung, die Analyse der Problemsituation mit Erarbeitung von Bewältigungsmöglichkeiten, die Vermittlung von Hoffnung und auch von Erfolgserlebnissen sowie die Förderung eines emotionalen Erlebens als Voraussetzung für Einstellungs- und Verhaltensänderungen.

In Anlehnung an C. R. Rogers (1973) sieht E. Heim (1981) in der Beziehung eine wichtige Voraussetzung jeglicher Therapie: »Fest steht jedenfalls jetzt schon, dass Individuen, die Hilfe suchen, vorweg auf eine gute und befriedigende zwischenmenschliche Beziehung angewiesen sind.« Positive Wertschätzung des depressiv kranken Menschen und emotionale Wärme in der Beziehung, empathisches Verstehen der intrapsychischen Abläufe und das Vermitteln dieses Verstehens an den Patienten sowie Echtheit im Verhalten des Therapeuten sind wichtige Variablen auf therapeutischer Seite. Eine solche Haltung sei gerade für schwer gestörte Patienten notwendig.

Was bedeutet dies nun für depressiv kranke Menschen?

G. Benedetti (1988) geht aus von drei Hauptkomplexen der Depression, nämlich *Abhängigkeit*, *Selbstaggression* und *gestörte Idealbildung*.

Zwei aus der Schule von G. Benedetti stammende Mitarbeiterinnen, M. Saviotti (1983) und T. C. Piacentini (1983), haben den *Beziehungsaspekt* – Begleitung des Patienten, Sympathie für ihn, Nähe zu seinen Problemen, Geduld, einfühlende Identifikation – in das Zentrum psychotherapeutischer Arbeit mit depressiv kranken Menschen gestellt. C. Reimer (1996) empfiehlt, in der Therapie depressiver Patienten sehr genau nach Konstellationen zu suchen, die zu wiederkehrenden Reaktionen (»anniversary reactions«) und daraus folgenden depressiven Symptombildungen führen. Dabei komme traumatischen Erfahrungen von »Objektverlust« durch Trennung oder Tod und den sich daraus ergebenden Störungen der Trauerprozesse eine besondere Bedeutung zu. Der Weg zum Verständnis des depressiven Erlebens ist für Reimer die genaue biografische und tiefenpsychologische Krankheitsgeschichte, wobei besonders die Analyse von Abhängigkeiten in früheren und späteren Beziehungen sowie die Analyse von Trennungs- und Verlusterlebnissen, von Ereignissen, die zu den genannten wiederkehrenden Reaktionen oder zu Wiederholungszwängen führen können, bedeutsam sind.

H. Will (1999; 2001) hat anhand der von ihm in den verschiedenen Psychotherapiekonzepten gefundenen Grundkonstellationen zwei Konfigurationen depressiv kranker Menschen beschrieben, nämlich einem objektbezogenen Typus und einem selbstkritisch-autonomen Typus. Er meint, dass beim Ersteren psychoanalytisch-tiefenpsychologische Psychotherapieansätze wenig effektiv seien, dagegen eine Psychotherapieform mit einer direkten Interaktion, wie kognitive Verhaltenstherapie oder interpersonelle Psychotherapie und auch antidepressive Medikation, sich positiver auswirken würden. Bei Letzteren empfehle sich eher eine intensive längerfristige psychoanalytische bzw. tiefenpsychologisch fundierte Psychotherapie; diese Patienten bräuchten auch sehr viel Zeit für psychotherapeutische Arbeit.

Dieser Ansatz lässt sich zwanglos in die klinische Erfahrung in ambulanter und stationärer Therapie depressiv kranker Menschen übertragen. Der »objektbezogene Typus« im Sinne von H. Will wäre derjenige Patient, dessen Depression im Kontext einer Beziehungsproblematik zu sehen ist, der sich hinsichtlich seiner Charakterstruktur durch Ängstlichkeit, Vermeidung von Konflikten, Aggressionshemmung und ausgeprägte Bedürftigkeit nach Nähe, Fürsorge, Kümmern auszeichnet. Hier sind Therapieangebote, in denen sich der Therapeut aktiv, empathisch und fürsorglich einbringt, gut wirksam. Enthaltsamkeit, Zurückhaltung oder Distanz sind in der akuten Depressionsbehandlung nicht angebracht, sodass auch ein tiefenpsychologisch-psychoanalytisch orientierter Psychotherapeut fürsorglich-empathische und schützende Elemente in einer ersten Phase einbringen muss – sie arbeiten ansonsten oft mit einer gewissen persönlichen Distanz.

Der eher selbstkritisch-autonome Patient neigt auf der Basis eines ausgeprägten Über-Ichs dazu, sich zusammenzureißen; er prüft sich kritisch und hat eher Konzepte von Versagen, von Schuld oder auch Durchhaltenmüssen, von Verpflichtung im Kopf und ist weniger zugänglich für entlastende Krankheitskonzepte. Das sind auch jene Depressiven, die erst dann in Therapie kommen, wenn es überhaupt nicht mehr geht, und die vor einer stationären Aufnahme erst noch alles »in Ordnung bringen«, obwohl sie längst schon über Monate hinweg überbelastet sind. Dieser Typus erinnert sehr stark an den von H. Tellenbach beschriebenen »Typus melancholicus«, der durch starke Normorientierung, Eingeschlossensein in der eigenen Ordnungswelt, absolute Verpflichtung und durch das Merkmal charakterisiert ist, das ganze Leben lang keine Geduld gegenüber der eigenen Schwäche zu haben.

Bei Letzterem empfiehlt sich eine langfristig angelegte Therapie tiefenpsychologischer Orientierung, wobei durchaus verhaltenstherapeutische oder kognitive Strategien, auch familientherapeutische Ansätze mit Einbeziehung des Partners und Psychoedukation mit einer konstanten Psychopharmakotherapie angebracht sind.

Die *Grundprinzipien* für den hilfreichen Umgang mit depressiven Personen seien im Folgenden angeführt:

Bedürftigkeit nach Zuwendung ▷ Depressiv kranke Menschen zeigen eine ausgeprägte und über das durchschnittliche Maß hinausgehende Bedürftigkeit nach Zuwendung und Verständnis. Mögliche Folgen davon können sein: eine erhöhte Anpassung an Partner und Umwelt, jegliche Form der Aggressionsvermeidung bzw. wenn Aggressionsausdruck, dann eher indirekt, Notwendigkeit starker und immer wieder erfolgender Liebes- und Zuwendungsbeweise, was bis in die Forderung von Fürsorge und Liebe gehen kann, Delegation von Verantwortung und Fürsorge an die Umwelt sowie die Ausprägung einer eher abhängigen und unselbstständigen Lebensform, also deutliche Anklammerungstendenzen in Partnerbeziehungen.

Verletzbarkeit des Selbstwertgefühls ▷ Depressiv kranke Menschen weisen eine erhöhte Verletzbarkeit ihres Selbstwertgefühls auf, das insgesamt sehr instabil ist und leicht in Selbstzweifel, in Gefühle von Wertlosigkeit, von Versagen, von Unattraktivität, von Nicht-gemocht-Werden oder Nicht-geschätzt-Werden abrutscht. Hier spielen zum einen ausgeprägte Leistungsorientiertheit – Fremdwertschätzung wird zur Selbstwertschätzung –, eine Orientiertheit an Normen, die ungnädig, unduldsam, überkorrekt eingehalten und auch eingefordert werden, zum anderen Beziehungsaspekte eine Rolle, denn: »Verlassen zu werden, weil nicht geliebt zu werden, heißt nichts wert zu sein.«

S. Elhardt (1983) hat auf die Grunderfahrung depressiv Kranker in ihrer Lebensgeschichte hingewiesen. Sie klingt in etwa so: »Um mich kümmert sich niemand, also bin ich niemandem etwas wert, also bin ich wertlos, und es fällt gar nicht auf, wenn es mich nicht mehr gibt.« Oder auch: »Mich versteht keiner, mich liebt keiner, ich bin keinem etwas wert, also bin ich nichts« (Wolfersdorf 1992). Daraus hat er die Zentralangst depressiver Menschen abgeleitet, aus der Geborgenheit von Symbiose herauszufallen, Selbst- und Fremdachtung durch Leistungsverlust zu verlieren, und die daraus sich ergebenden Gefühle von Hilflosigkeit, Ohnmacht und Existenzunfähigkeit.

Hier findet sich auch der selbstkritisch-autonome Typus, der unter einer ausgeprägten Über-Ich-Kontrolle steht und dessen zentrale Themen Selbstzweifel, Selbstanklage und Schuldgefühle sind.

Negative Einschätzung der eigenen Person ▷ Im klinischen Alltag finden sich immer wieder depressive Patienten, die sich durch eine negative Einschätzung der eigenen Person, der eigenen bisherigen Lebensgeschichte, der vollbrachten Leistungen und auch ihrer Entwicklungsfähigkeit, ihrer Veränderungsmöglichkeiten in die Zukunft hinein auszeichnen. Dies geht mit einer Entwertung der gesamten eigenen Person einher – in der therapeutischen Situation manchmal auch eine Strategie zur Erlangung verstärkter Zuwendung. Der depressiv Kranke stellt sich als jemand dar, der der Zeit, der Kompetenz, des Interesses, der Fürsorge von therapeutischer Seite nicht wert ist. Würde man sich allerdings so verhalten, also keine Zeit mehr für den depressiv Kranken haben, würde dies sofort seine Ängste des Verlassenseins und Gefühle von Lebensunfähigkeit aktivieren und zu einer Verstärkung der Symptomatik führen.

Dabei ist die Bewertung von Situationen, nicht etwa deren reale Bedrohlichkeit, das Wichtige. »Es kommt einem halt alles so schlimm vor, wenn es einem schlecht geht«, meinte eine ältere depressive Patientin, die wieder einmal unter Missempfindungen in der Hand infolge eines Halswirbelsyndroms litt, was sie schon seit Jahrzehnten kannte und nun wieder in den Vordergrund stellte, denn wenn es so sei, müsse es einem ja schlecht gehen.

Hilflosigkeit ▷ Hilflosigkeit kann so weit gehen, dass in der Depression die Verantwortung für das eigene Leben an Therapeuten delegiert wird, im Sinne der in die Zukunft projizierten Suizidalität: »Wenn man mir nicht helfen kann, wenn es mir nicht besser geht, bleibt mir nichts anderes übrig, als mir das Leben zu nehmen.«

Im Spannungsfeld zwischen Abhängigkeit und Autonomie wird der Helfer (Therapeuten wie Angehörige) einerseits sehr stark aktiviert, den doch so schwachen Kranken zu unterstützen, ihm zur Seite zu stehen, ja ihn geradezu am Leben zu erhalten. Andererseits erfolgen immer wieder »Attacken«, die vor dem Hintergrund eines Autonomiebestrebens des Patienten gegenüber dem Therapeuten zu sehen sind: »Mir kann man sowieso nicht helfen.« Oder: »Jetzt geben Sie mir schon das dritte Antidepressivum und es hilft mir immer noch nicht, im Gegenteil, es wird immer schlechter.«

»Hilflosigkeit« des Patienten darf nicht heißen, dass er nichts tun kann, nichts verändern kann, sondern dass er in seiner Aktivität Unterstützung braucht, und zwar auf der Gefühlsseite durch einfühlsame Akzeptanz seiner Hilflosigkeitseinstellung, auf der kognitiven Seite hinsichtlich einer gemeinsamen Überprüfung der realen Situation (»Innenwelt versus Außenwelt«) und auf der konkreten Handlungsebene Unterstützung hinsichtlich sozialer Defizite. Hier erweisen sich Strategien aus der kognitiven Verhaltenstherapie wie die »Realitätsüberprüfung« als günstig, und zwar mit dem Ziel, Generalisierungen und Maximierungen oder Minimierungen der eigenen Möglichkeiten zu relativieren.

Gefühle von Verlassenwerden ▷ Oben wurde bereits auf die Bedeutung von Trennungs- und Verlustsituationen bzw. deren Wiederholung im Sinn wiederkehrender Muster hingewiesen, bei denen immer wieder Gefühle von Verlassenwerden, von Verlust, von existenzieller Bedrohung aktiviert werden.

Kognitive Einengung ▷ Depressiv Kranke sind in ihrem Denken stark eingeengt, insbesondere wenn es sich um eine schwere depressive Erkrankung mit einer deutlichen affektiven Herabgestimmtheit handelt. Diese »kognitive Einengung« kann in ihrer stärksten Ausgestaltung bis zum depressiven Wahn reichen, in dem dann Befürchtungen, zum Beispiel schuldig geworden zu sein, in Gewissheiten umkippen, schuldig und der schlechteste Mensch zu sein. Häufig ist man überrascht, dass es für den depressiv Kranken so schwer ist, andere Denkmöglichkeiten wahrzunehmen.

Ich-Insuffizienz ▷ Die bereits erwähnte »Hilflosigkeitseinstellung« ist Teil einer eher globalen »Ich-Unzulänglichkeit«, in der depressiv Kranke insgesamt in ihrem Selbstgefühl verarmt und reduziert erscheinen. »Ich-Insuffizienz« heißt eigentlich »tiefes existenzielles Gefühl der Lebensunfähigkeit« und ist so mehr als eine »Hilflosigkeitseinstellung«.

Nimmt man diese Gemeinsamkeiten, so ergeben sich daraus Konsequenzen für die »Beziehungsgestaltung«, und zwar auch für die gemeinsame Arbeit von Patient und Therapeut, die im Zentrum der Depressionsbehandlung steht. Konsequenzen aus dem oben Gesagten ergeben sich für den Umgang auf der realen Alltagsebene genauso wie für die Beziehung in der Psychotherapie, gleich ob in einem ambulanten oder stationären Setting. So heißt »hohe Zuwendungsbedürftigkeit« auf Patientenseite in der Konsequenz auf therapeutisch-pflegerischer Seite »Angebot von Zeit, fürsorgliches Kümmern, Empathie und Akzeptanz, biografisch-lebensgeschichtliche Einbettung depressiven Krankseins«. »Ich-Insuffizienz« und Hilflosigkeitseinstellung bedeuten etwa positive Verstärkung von Aktivitäten, bedingungsfreie Zuwendung, Aktivierung, d. h. Aufforderung zu gemeinsamem Tun, bis hin zur konkreten sozialarbeiterischen Unterstützung.

Klagen erlaubt: Die psychotherapeutische Beziehung

Der *Beziehung* zum depressiv Kranken kommt ein zentraler Stellenwert in der Therapie zu. Es ist die große Crux der Hausärzte, dass sie oft depressiv kranken Menschen nur unregelmäßig, nur krisenbezogen, nur ausgerichtet an der Pharmakotherapie Kontakte anbieten (können). Obwohl: Die *Regelmäßigkeit* und *Zuverlässigkeit* eines Kontaktes sind für sich schon »antidepressiv« wirksam, vermitteln das Gefühl, jemandem etwas wert zu sein, wobei es dann nicht auf 20, 30 oder 40 Minuten ankommt. Empfehlungen wie: »Ich verschreibe Ihnen jetzt eine Packung mit dem Medikament, und wenn es zu Ende ist, kommen Sie wieder vorbei«, führen in der Regel dazu, dass der depressive Patient in den nächsten Tagen wieder anrufen und über Nebenwirkungen klagen wird. Hat er hingegen einen regelmäßigen Termin, wird er den Spannungsbogen bis dahin aushalten.

Im ärztlichen Bereich, ambulant oder in der Klinik, ist man rasch geneigt, Zuverlässigkeit in persönlichen Kontakten medizinisch-instrumentellen Notwendigkeiten zu unterwerfen. Dabei ist es gerade die Regelmäßigkeit, die eine Art Ordnung in das Beziehungsbedürfnis des depressiv Kranken bringt. In früheren Jahren wurde noch diskutiert, vorwiegend von psychoanalytisch-tiefenpsychologischer Seite her, dass man dem Depressiven doch seine »Oralität«, also sein überstarkes Bedürfnis nach Beziehung und Zuwendung, »abgewöhnen« müsse. Man tue ihm nichts Gutes, wenn man in dieses »Fass ohne Boden« Empathie und Zuwendung schütte, denn es reiche ohnehin nie aus.

Natürlich ist an solchen Überlegungen etwas Wahres und es muss sich die übermächtige Bedürftigkeit des depressiv Kranken nach Beziehung und Nähe einem normalen Maß anpassen, sonst würden auch die Angehörigen trotz aller Bemühungen immer wieder scheitern. Allerdings kann man jemanden, der sich emotional vor dem »Verhungern« fühlt, nicht dadurch an den Zustand gewöhnen, dass man ihn verhungern lässt. Beim depressiv Kranken hat man oft nach einem Gespräch das Gefühl, man könne noch mehr Zeit aufwenden, noch mehr Zuwendung bringen, noch mehr für ihn tun – und dennoch vermittelt er einem häufig das Gefühl, dass es immer noch zu wenig sei, dass man das tiefe Defizit nicht mehr auffüllen könne. »Wie viel Zeit habe ich noch?« ist ein Standardsatz einer depressiven Patientin in jeder wöchentlichen Psychotherapiesitzung, wobei sie (bisher) immer zu spät kam. Aber es geht auch nicht darum, dieses Defizit aufzufüllen, sondern es geht darum, dem Patienten diese Defizite an Selbstgefühl, an erfahrener Emotionalität in der eigenen Entwicklung deutlich zu machen und das damit verbundene Leid zu erkennen.

Es geht nicht um den Versuch, ein Defizit aufzufüllen, sondern darum, die Entstehung dieses Defizits zu verstehen, die traurige Entwicklung zu beklagen und alle möglichen Anstalten zu machen, für die eigene Gegenwart und Zukunft bessere emotionale Bedingungen zu schaffen und förderliche, bestätigendere Erfahrungen zu machen.

Hier darf Therapie jedoch nicht stehen bleiben. Wenn der Patient auf dieser Stufe verbleibt, handelt es sich um eine unvollständige, vielleicht sogar um eine schlechte Therapie – Therapie muss in die Zukunft schauen und überlegen, welche positiven Erfahrungen im Leistungsbereich und in den persönlichen Beziehungen zukünftig zu machen sind, um die erlittene »biografische Mangelsituation« nicht zu wiederholen.

BEISPIEL Eine 28-jährige Patientin, deren Vater, ein Großbauer, gerade verstorben war, kam mit einer schweren Depression und suizidgefährdet in die psychiatrische Klinik. Sie war das erstgeborene Kind von zweien; der zwei Jahre jüngere Bruder hatte »als Mann« den Hof geerbt; sie selbst wurde ausgezahlt. So war es vom Vater im Testament verfügt. Die Patientin selbst klagte, sie sei doch immer der Liebling des Vaters gewesen, sie sei fast wie ein Junge aufgezogen worden, sie habe Männerarbeit gemacht genauso wie der Bruder, sie habe sich nicht in Kneipen und mit anderen herumgetrieben – sie hatte mit 28 Jahren noch keine sexuelle Beziehung – und sie sei auch nicht alkoholkrank wie der Bruder. Sie war fest davon ausgegangen, dass der Hof an sie falle. Diese Klage, ungerecht behandelt worden zu sein, wiederholte sich über mehrere stationäre Aufenthalte in den kommenden Jahren – und sie war berechtigt. Es benötigte eine Reihe von Jahren und mehrere stationäre Aufenthalte, um über die Klage hinaus Trauerarbeit und Zukunftsorientierung zu leisten. ■

Einer der »unspezifischen Wirkfaktoren« in der Psychotherapie ist das *Gefühl des Angenommenseins, des Akzeptiertseins, des Geschätztwerdens.* »Empathische Identifikation« hat es T. C. Piacentini (1983) genannt und damit das vor dem Hintergrund der eigenen empathischen Fähigkeiten und des eigenen theoretischen Wissens bemühte Einfühlen in depressives Erleben gemeint.

Nach H. Will (1999) geht es nicht einfach um eine »verstandesmäßige Bewältigung depressiven Erlebens«, einbezogen seien auch die unbewussten Prozesse, denn Arbeit mit den unbewussten Konflikten sei für das Verständnis des Patienten unerlässlich. Die Analytikerin, die ja auch bereit sei, Ärger, Langeweile oder Wut zu erleben, erhalte »ein Bild von der inneren Welt des Patienten«, sodass nach und nach diese Gefühle ihren Platz im Kontext des Geschehens um Übertragung und Gegenübertragung bekommen könnten. Zuhören, Fragenstellen, darin Nähe, Interessiertheit und Anteilnahme ausdrückend, sich einfühlen in das depressive Erleben des Patienten, das alles sind

Grundelemente des hilfreichen Umgangs mit Depressiven

Empathie	Verständnis, Nähe vermitteln
Akzeptanz	Zulassen von Klagen; der Depressive darf depressiv sein; Klage hat Sinn; Wertschätzung
Hoffnung	stellvertretend vermitteln; Besserung ist möglich, braucht Zeit
Suizidprävention	offenes Ansprechen; Lebenskontinuität Besserungschance mit Zukunftsperspektive vermitteln
Verstärkung	Achten auf nicht depressive Äußerungen, diese positiv verstärken
Kompetenz	Krankheitskonzept gemeinsam entwickeln; Zuversicht, dass Hilfe möglich, dass Kenntnis der Krankheit gegeben
Aktivierung	Planung und Besprechung von Tagesstruktur, Aktivitäten
Realitätsprüfung	Besprechen von innerem Erleben und Diskrepanz zur Realität, von eigenen Anteilen an der Psychodynamik
Motivation	zur Änderung depressiogener Faktoren, zum Anschauen und Entdecken, zu längerfristiger Psychotherapie

wichtige Aspekte, auf die der Depressive in der Therapie ein Recht hat.

Nun meint Akzeptanz des depressiven Erlebens und Klagens allerdings nicht, in die Klage des Depressiven einzustimmen oder ihm immer »Recht zu geben«, sondern es heißt, ihm Raum zu geben für die geäußerte und nicht geäußerte Not, ihm zuzuhören. Klagen über erlittenes Unrecht, über empfundene Gestörtheit, zum Beispiel in der körperlichen Befindlichkeit, benötigen Raum, ja müssen vielleicht sogar erfragt werden, wenn der Patient in seiner Gehemmtheit – psychomotorische Hemmung, Denk- und Sprechhemmung, Reduziertheit in Mimik und Gestik – nicht in der Lage ist, sein eigenes Erleben zu formulieren. Depressiven das Klagen zu verbieten wäre genauso, wie wenn jemand zu seinem Hausarzt geht und über Kopfschmerzen klagt und der Hausarzt verböte ihm, sich darüber zu äußern. Das »Moment der Klage« steht in Gesprächen mit depressiv Kranken häufig wochenlang im Vordergrund.

BEISPIEL Eine knapp 80-jährige depressive Patientin »klagte« bei jeder Visite, in jedem Einzelgespräch und bei jedem erneuten stationären Aufenthalt über ihre »Spannungen«, die sie im Kopf und im Nackenbereich verspüre, und leitete daraus ihre Depressivität ab. Für Umfeld und therapeutisches Personal war es offensichtlich, dass die Patientin zunehmend vereinsamte. Keiner konnte ihr mehr zuhören. Sie lebte gemeinsam mit der Tochter im eigenen Zwei-Familien-Haus. Mit dem Alter zunehmende Versorgungswünsche und -notwendigkeiten, Bedürfnis nach Gespräch und Zuwendung führten zu »Spannungen« mit der Tochter, die in den Zwiespalt geriet, wem sie sich mehr zuwenden sollte, dem Ehemann und der eigenen Familie oder der fürsorgebedürftigen Mutter. In diesem Spannungsfeld entwickelte die Tochter der Patientin selbst psychosomatische Beschwerden, ging in Behandlung und begann sich im Sinne der eigenen Psychohygiene zu distanzieren. Bei der Mutter führte dies zur Zunahme ihrer »Spannungen«, die sie als Muskelverspannungen im Bereich der Kopfhaut und des Halses immer wieder beschrieb und die auch Inhalt stereotyp vorgetragener Klage waren. ■

»Klagen« heißt, im Gegensatz zu »Jammern«, eine Lebenssituation, ein Ereignis, eine Beziehung, eine Familiensituation zu schildern, in der Enttäuschung, Verletztheit, Ohnmacht, Hilflosigkeit und Ausgeliefertsein erlebt wurden, die auch Grundlage und Ausgangspunkt späterer emotionaler Mangel- und defizitärer Entwicklungen, also Enttäuschungen sind (WOLFERSDORF 1992). Darüber zu klagen, dass Lebenskonzepte verändert wurden, Enttäuschungen und Kränkungen stattfanden, persönliche oder familiäre Dramen eingetreten sind, dass erzwungene Veränderungen bewältigt werden mussten, jedoch nicht konnten, dass von außen aufgezwungene Veränderungen anstehen usw., das muss für den depressiv Kranken in der therapeutischen Beziehung möglich sein. *Die Klage hat einen Sinn,* und sei es nur den, die Aufmerksamkeit auf die eigene Not zu richten, die Bedürftigkeit nach Zuwendung und Fürsorge einem Gegenüber zu verdeutlichen.

Natürlich kann wiederholtes Klagen zum »leeren Jammern« werden, dem keine innere Not, kein Leiden mehr anzumerken ist, und das dann nur noch der Beziehungsregulation dient. An einem solchen Punkt werden Therapeuten vermutlich deutlich reagieren und den Patienten stärker konfrontieren.

Üblicherweise sind es Mitarbeiter helfender Einrichtungen gewohnt, dass durch ihre Hilfe und therapeutische Intervention eine Besserung eintritt, und nicht etwa, dass auch noch das Klagen zunimmt und die Beschwerde, die Behandlung führe nicht weiter. Dies macht auf therapeutischer Seite wütend oder ärgerlich, da es kränkt und entwertet. Hier wird der Helfer zum Adressaten für etwas, was sonst nirgendwo untergebracht werden kann, und er bietet die Möglichkeit, dass vielleicht erstmals in der Lebensgeschichte des Patienten dieser über Dinge reden kann, über die er noch nie reden konnte oder durfte.

C. Reimer (1996) hat deswegen die *vertiefte biografische Anamnese* empfohlen, um eben auch die äußeren Rahmenbedingungen zu schaffen, einen Rahmen für die Schilderung der Lebensgeschichte, von Enttäuschungen, Zurücksetzungen, Kränkungen, und seien sie aus therapeutischer Sicht noch so klein, um Gefühle von Minderwertigkeit, aber auch von Ärger, Wut und Zorn ausdrücken zu können. Therapeutisches Personal muss einerseits diese Situationen schaffen, hier also auch Auslöser sein, andererseits in dieser Kommunikation die geäußerten Gefühle ertragen können.

Erste therapeutische Schritte gehen

Vor dem Hintergrund, dass die *gemeinsame Entwicklung eines Krankheitsverständnisses* ein wesentlicher Wirkfaktor für Veränderungen in der Psychotherapie ist, wird es wichtig, für den Patienten einen Zusammenhang *zwischen Lebensereignissen* und *depressiver Symptomatik* herzustellen. Dabei empfiehlt es sich, nicht vorrangig von »Problemen« zu sprechen, denn so etwas hat »man« nicht. »Probleme zu haben« heißt für depressiv Kranke, zu wenig geleistet zu haben, ihre Lebenssituation nicht bewältigt zu haben, generell unfähig zu sein, und das alles ist mit Selbstentwertung und Schuldgefühlen besetzt. In der Life-event-Forschung wird von negativen (oder auch positiven) Lebensereignissen gesprochen und von chronischen Belastungen, die im Bereich der Arbeit, der sozialen Beziehungen, der Wohnsituation etc. angesiedelt sein können.

Mögliche psychologische Auslöser, neben somatischen oder biologisch-endokrinologischen Veränderungen im Laufe des Lebens, können nach C. Reimer (1996) etwa Trennungs- und Verlusterlebnisse, Konflikte und Belastungen unterschiedlicher Art und Intensität, Einsamkeit und Vereinsamung, Kränkungen sowie Entlastungen nach anhaltender Belastung sein. Reimer meint, dass hier keine Spezifität besteht, d.h., man könne nicht sagen, dass ein ganz bestimmter Auslöser zu einer ganz bestimmten Depression führe. Nach eigener Erfahrung ist festzuhalten, dass die meisten dieser auslösenden Situationen den

Charakter von Veränderung und *Bewältigungsnotwendigkeit einer Veränderung* haben, wodurch im Zusammenhang mit Persönlichkeits- bzw. Charakterstruktur des Patienten Entwicklungsdruck, Entscheidungsnotwendigkeit entsteht und bisherige, auch Sicherheit gebende Strukturen aufgegeben bzw. neu geordnet werden müssen.

Bei diesen Ereignissen kann es sich um klassische Trennungs- und Verlusterfahrungen, aber auch um Veränderungsnotwendigkeit zum Beispiel im Rahmen eines Umzugs handeln – durch einen neuen Arbeitsplatz erzwungen (»Umzugsdepression«) – oder auch um Veränderungen im Rahmen der eigenen beruflichen Entwicklung (»Arbeitslosigkeit, Rentenbankrott«, Scheitern, Karriereknick). Auch die Notwendigkeit, eigene Lebenskonzepte, etwa aufgrund von Krankheit, eines Unfalles oder durch Arbeitsplatzverlust, verändern zu müssen, kann mit depressiver Symptomatik einhergehen. Dabei kann bereits die Antizipation, d. h. die Erwartung eines Ereignisses, unabhängig davon, ob es dann wirklich eintritt, ein depressives Zustandsbild bewirken.

Für die Betroffenen ist es hilfreich, ein *Krankheitskonzept* zu haben, das einen Zusammenhang zwischen Ereignissen, Persönlichkeitsstruktur, der Lebensgeschichte und der depressiven Symptomatik als Ausdruck von nicht gelungener Bewältigung herstellt. »Weil ich so bin, reagiere ich jetzt so und bin depressiv«, formulierte es ein Patient in der Einzelpsychotherapie. Unabhängig von wissenschaftlichen Konzepten der Entstehung depressiver Erkrankungen ist es hilfreich, dadurch Ansatzpunkte für Behandlung, aber auch für *patienteneigene antidepressive Strategien* und für Veränderungen von Lebenssituationen zu haben. Stellvertretende Hoffnung bzw. beruhigende Versicherung meinen nicht nur Betonung der Lebenskonstanz und der Bewältigbarkeit von Depression im Sinne einer antisuizidalen Maßnahme, sondern meinen auch, über Ansatzpunkte für Therapie zu verfügen, mit denen man arbeiten kann.

Für Betroffene ist es weiterhin wichtig zu wissen, dass es Gründe für ihre depressiven Störungen gibt, die sie vielleicht selbst noch gar nicht kennen, die ihnen bisher nicht zugänglich waren, sodass sie Hilfe und Unterstützung brauchen, sich das depressive Geschehen begreiflich, erklärbar und dadurch auch »therapierbar« zu machen – im ersten Schritt oft auch mittels Antidepressiva. Hier kann sich der Therapeut wieder auf das »naturwissenschaftliche Krankheitsbild« zurückziehen, wobei das Konzept des »final common pathway« in dem Sinne, dass lebensgeschichtliche und aktuelle Belastungen zu neurobiochemischen Störungen im Gehirn führen, die durch Antidepressiva angehbar sind, hilfreich sein kann. »Beruhigende Versicherung« heißt, dass dieses Krankheitsbild »Depression« bekannt ist, dass es eine schwere Erkrankung ist, dass wir aber heute über biologische, psychologische sowie soziale Möglichkeiten der Therapie verfügen, dass diese Therapie effektiv sein kann und dass nichts dafür spricht, warum sie auch beim jetzigen Patienten nicht effektiv sein sollte.

Dabei ist die Notwendigkeit einer *gemeinsamen* Arbeit zu betonen, für die im Wesentlichen *Geduld* – etwas, was Depressive und ihre Angehörigen überhaupt nicht haben, weil sie am liebsten depressives Leid sofort beendet sehen würden – sowie *Kompetenz* erforderlich sind. Therapie heißt, eine gemeinsame schwierige Zeit und die Arbeit »durch die Depression« zu bewältigen, wobei von ärztlich-therapeutischer Seite die potenziellen Behandlungs- und Hilfemöglichkeiten eingebracht werden und dadurch die Zuversicht und die Hoffnung auf zufrieden stellende Behandlungsergebnisse entstehen. Der Betroffene wird mit der Gewissheit aus dem Gespräch gehen, dass sein Krankheitsbild erkannt ist, dass man ihm helfen kann, dass dieses Helfen gleichwohl gemeinsame Arbeit und eine schwierige Zeit bedeutet. Das sollten auch Angehörige wissen bzw. vermittelt bekommen. Oberflächliche Tröstungen sind zu vermeiden, da das als Oberflächlichkeit missverstanden werden kann und sich der Betroffene dadurch vielleicht sogar abgewertet fühlt.

Wer sich also auf eine Psychotherapie einlassen will, der muss Zeit und Geduld mitbringen, auch wenn das, zugegeben, eine schwierige Aufgabe darstellt, wenn es um schweres Leid, um Hoffnungslosigkeit und Suizidalität geht. Eine Depressionsbehandlung jedenfalls erfordert diese Geduld sowohl vom Patienten wie auch vom Arzt.

In den letzten Jahren hat sich die Überzeugung durchgesetzt, dass die *Vorgabe einer Tagesstruktur*, die *Vorgabe von Aktivitäten und Ablenkungen* sowohl bei ambulanter wie auch bei stationärer psychiatrisch-psychotherapeutischer Behandlung für depressiv Kranke hilfreich sind. So ist es sinnvoller, trotz Morgentief aufzustehen, die entsprechenden hygienischen Verrichtungen zu leisten, sich anzuziehen und einen zügigen Spaziergang zu machen, als im Bett liegen zu bleiben, sich hin und her zu wälzen und seinem depressiven Grübeln nicht entfliehen zu können.

Heute geht man davon aus, dass »Anforderungen« wichtig sind, die jedoch nicht »Überforderungen«, aber auch nicht »Unterforderungen« sein dürfen. Bei Überforderung würde der Betroffene zwar zu tun versuchen, was der Therapeut oder der pflegerische Mitarbeiter erwartet, würde es aber nicht leisten können und sich dadurch in seiner Depressivität und als »Versager« verstärkt fühlen. Bei einer Unterforderung würde er glauben, niemand traue ihm mehr etwas zu, und er würde sich in seiner Minderwertigkeit, in seiner Ich-Insuffizienz bestätigt sehen. Anforderung heißt also, für sich körperlich und psychisch leistbare Aktivitäten zu finden, meist im sportlich-gymnastischen, also körperbezogenen Bereich, die mehrere Funktionen haben:

1. Ablenkung von quälerischem Grübeln,
2. körperliche Betätigung zur Aufrechterhaltung der körperlichen Befindlichkeit,
3. subjektive Erfahrung von Können oder Noch-Können trotz des Gefühls der eigenen Unzulänglichkeit.

Solche Aktivitäten müssen gemeinsam geplant werden und sie sollen aus den Alltagsaktivitäten der Betroffenen stammen.

TIPP **So ist zum Beispiel ein Wochenplan mit verbindlichen Aktivitäten hilfreich, die dann »abgearbeitet« werden können.**

Im ambulanten Bereich, also mit sogenannten niedergelassenen Psychotherapeuten, handelt es sich dabei häufig um Absprachen für die Zeit zwischen den einzelnen Sitzungen, etwa zweimal am Tag eine halbe Stunde zügig spazieren zu gehen, am ehesten mit einer befreundeten Person, oder um Absprachen bezüglich gewisser sportlicher Aktivitäten.

BEISPIEL So geht ein 58-jähriger depressiver Patient mit einer deutlichen Restsymptomatik wie Antriebsreduktion und Herabgestimmtheit fünfmal in der Woche zum Schwimmen sowie ein- bis zweimal in die Sauna. Er empfindet dies durchaus als anstrengend, allerdings ist er immer wieder stolz, wenn er dies geschafft hat, weil er es als eigene Möglichkeit erlebt, mit seiner Depression umzugehen und auf sie einzuwirken.

Im stationären Rahmen bedeutet »Aktivierung« Einbindung in verbindliche tagesstrukturierende Abläufe, beginnend mit dem Aufstehen, dem gemeinsamen Frühstück, Teilnahme an Morgengymnastik, Morgenspaziergang, an Beschäftigungstherapie, verbindliche Teilnahme an Gruppentherapien usw. Damit wird auch einem Bedürfnis des Patienten nachgekommen, in seinen anscheinend nicht mehr bewältigbaren Tagesablauf und seine ihn überwältigende Befindlichkeit wieder Ordnung zu bringen.

MERKE **Solche Aktivierungsansätze finden sich im Sinne von tagestrukturierenden Maßnahmen und der Entwicklung sozialer Kompetenz auch im ambulanten Bereich und in Tageskliniken.**

Im Umgang und im Gespräch mit depressiv kranken Personen kann man sich auch falsch verhalten. Oder, um es positiv zu formulieren: Depressiv Kranke sollten sich Zeit nehmen mit der (berechtigten!) Hoffnung auf Besserung, die sie nämlich für die Therapie brauchen, bis Medikamente wirksam werden, bis die therapeutische Beziehung hergestellt und bis ein gemeinsames Krankheits- und Therapiekonzept entstanden ist.

Einzelpsychotherapie mit depressiv Kranken

In der Depressionsbehandlung ist die Einzelpsychotherapie mit den bisher am besten belegten Psychotherapieformen – tiefenpsychologische Psychotherapie, kognitive Verhaltenstherapie, interpersonelle Psychotherapie – besonders sinnvoll. Der Wert liegt in der Gemeinsamkeit der therapeutischen Arbeit, in der Erfolg versprechenden Prognose und mit ihrem Ziel, das Leben mit und trotz einer Neigung zur Depression positiv zu bewältigen.

Zwei-Phasen-Konzept für die Psychotherapie bei Depressionen

Phase 1 (bis zum Abklingen der akuten Symptomatik): Sogenannte supportive Psychotherapie / »psychotherapeutisches Basisverhalten«
Häufigkeit: ca. zweimal pro Woche (Zeit, Raum, Atmosphäre!)
Hauptsächliche Elemente:
emotionale Wärme, akzeptierende Wertschätzung
beruhigende Versicherung und Stützung
gezielte Entlastung, depressiv sein dürfen, Zulassen von Klage
bedingungsfreies Zu- und Anhören, ernsthaftes Nachfragen
Vermittlung von Hoffnung und Besserungschance
Schutz vor Suizidalität, offenes An- und Besprechen, Verständnis als Notzeichen, Betonung der Lebenskontinuität
begrenzte Beachtung bzw. gezielte Nichtbeachtung depressiven Verhaltens, depressiven Klagens
gemeinsame Überprüfung der Realität und depressiven Denkens
Anregung zu Aktivität, Ablenkung, Tagesstruktur mit Nachbesprechung
Anforderungen (Über- oder Unterforderungen vermeiden) im Alltag betrachten, positive Verstärkung, entlastende Vorwegnahme von Misserfolg
Besprechung von eigenverantwortlichen Anteilen und Anregung zur Änderung depressiogener Lebens- und Beziehungsbedingungen
Phase 2 (nach Abklingen der Akutsymptomatik): Fortführung der Maßnahmen der 1. Phase oder / und methodische Psychotherapie
Kognitive Verhaltenstherapie
Interpersonelle Psychotherapie
Analytisch-tiefenpsychologisch fundierte Psychotherapie
Familientherapie, Paartherapie, Angehörigenarbeit, systemische Therapie

Die eigenen Erfahrungen in der Einzelpsychotherapie mit schwer depressiven Patienten im ambulanten und stationären Rahmen haben mich zu einem *Zweiphasenmodell der Depressionsbe-*

handlung geführt, das in der Tabelle »Zwei-Phasen-Konzept für die Psychotherapie bei Depressionen« zusammengefasst ist: In der ersten Phase geht es um die Herstellung einer hilfreichen Beziehung, die Sicherung der vitalen Bedürfnisse, den Schutz vor Suizidalität sowie um die ausführliche Erhebung von Symptomatik und Psychodynamik des aktuellen depressiven Zustandsbildes.

In dieser zweiten Phase wird vor dem Hintergrund der jeweiligen Psychotherapietheorie des Therapeuten entweder tiefenpsychologische, kognitiv-verhaltenstherapeutische oder interpersonelle klientenzentrierte Psychotherapie eingesetzt. In der Tabelle »Aspekte der Gesprächsführung mit Depressiven« sind wichtige *Grundthemen der Gesprächsführung* mit depressiven Personen aufgelistet. Für viele Depressive ist es als Erstes wichtig, sich die eigene Befindlichkeit, belastende und konflikthafte Faktoren im Lebens- und Beziehungsrahmen anzuschauen, diese soweit möglich anzunehmen sowie über sie zu trauern, wenn sie als einschränkend, belastend, kränkend erlebt werden.

So müssen sich in therapeutischen Beziehungen nach Bewusstmachen und dem Betrauern des empfundenen Defizites die biografische Einbettung anschließen und die Frage, was an zukunftsorientierten Schritten nun geschehen soll.

Anfänglich sollen in einer stationären Behandlung kurzfristige Termine stattfinden, ein- bis zweimal pro Woche, je 30 bis 40 Minuten, bei Krisen häufiger. Hilfreich ist stationär auch eine Bezugspflege. Im stationären Setting wechselt Einzelpsychotherapie meist mit Gruppenpsychotherapie ab, sodass eine dichte psychotherapeutische Begleitung des Patienten mit zwei verschiedenen Ansätzen inklusive Beziehungspflege stattfindet. Dies bedeutet auch, dass der Patient seinen Therapeuten bzw.

seine Therapeutin rund viermal pro Woche sieht, abgesehen von sonstigen Kurzgesprächen (etwa bei der Visite) oder medizinisch-psychopharmakologisch bedingten Kontakten. Bei schwer gehemmt-depressiven Patienten oder auch bei solchen mit einer Wahnsymptomatik und bei Depressiven in einer suizidalen Krise werden tägliche (kurze) Termine notwendig. Hinzu kommt eine intensive pflegerische Beziehung.

Aspekte der Gesprächsführung mit Depressiven

Äußerer Rahmen:
entspannte Atmosphäre; regelmäßige, verbindliche Termine; begrenzte, aber ausreichende Zeit

Methodik:
klientenzentrierte Beziehungsgestaltung, tiefe n psychologisches Verständnis, Verwendung kognitiver Elemente (two-stage-treatment, Sicherung vitaler Bedürfnisse vorrangig) psychotherapeutische Behandlungssequenz im Verlauf
empathische Identifikation (Akzeptanz, Nähe, Zulassen von Klage, stellvertretende Hoffnung, Stützung)
Bewusstmachen (Anschauen was ist, Realitätsprüfung, Situationsbeschreibung)
Konfrontieren (eigene Anteile, eigenes Verhalten. Interaktion)
Durcharbeiten (an der aktuellen Realität immer wieder besprechen)

Wichtige Grundthemen:
Verlust und Existenzbedrohung, Enttäuschung und Sich-nicht-wehren-Dürfen
orale und narzisstische Wünsche, Abhängigkeit, Ablösung, Autonomie
Leistung und Selbstwert, Versagen und Schuldgefühl
Hilflosigkeit und Hoffnungslosigkeit
psychophysische Befindlichkeit
aktuelle Verlust-, Trauerthematik
chronische Verlustthematik
lebensgeschichtlich »zu kurz gekommen« (orale Thematik)
Selbstwertproblernatik, Bedürfnis nach Anerkennung, Wertschätzung durch andere
depressives Verhalten langfristig ineffektiv und antikommunikativ
dysfunktionales depressives Denken und Bewerten usw.

Im ambulanten Bereich werden bezüglich Suizidalität *Absprachen* empfohlen, bei drängenden Suizidideen und -impulsen umgehend Kontakt mit dem Therapeuten und nachts oder am Wochenende mit einer entsprechenden Einrichtung (Dienst habender Arzt einer psychiatrischen Klinik, Notarzt einer Klinik stets erreichbar) aufzunehmen; allerdings wird heute eine telefonische Erreichbarkeit des Therapeuten auch außerhalb der Sitzungen angeboten.

Mit der intensiven ersten Phase geht häufig eine Idealisierung des Therapeuten einher, danach schließt sich eine Phase der Ernüchterung und der gemeinsamen Arbeit im engeren Sinne an. Hat man sich gleichzeitig zu einer antidepressiven Medikation entschlossen, sollte auch diese in den ersten Stunden festgelegt werden, möglichst nebenwirkungsarm sein, dann über den weiteren Verlauf der Therapie, außer bei entsprechender Indikation wie Nebenwirkungen, konstant gehalten werden.

G. Benedetti (1987) hat verschiedene Behandlungsphasen in der analytisch-tiefenpsychologischen Psychotherapie mit Depressiven beschrieben:

- eine *erste Phase* der Abwehr und Betonung der eigenen Hilflosigkeit, die auf therapeutischer Seite zu ermutigender Zuwendung führt,
- eine *zweite Phase* der teilweisen Einsicht in das Grunddrama, d.h. einen bedrohlich erlebten Verlust,
- eine *dritte Phase* der allmählichen Bewusstmachung des eigenen Beitrags zur Depression, also der Deutung des eigenen abhängigen, selbstverleugnenden Verhaltens, sowie
- eine *vierte Phase* der Projektion und Lösung, in der sich der Therapeut von dem zunächst dominierenden zum signifikan-

ten Partner entwickelt und es in der Übertragung zur Bearbeitung von Aggression kommen soll.

Für den depressiv Kranken, auch für seine Angehörigen, ist ein gewisser Kenntnisstand zu Inhalten, zur Methodik und zu Abläufen der Psychotherapie hilfreich und nötig. Psychotherapie ist eine Behandlungsmethode, die von darin ausgebildeten ärztlichen und/oder psychologischen Psychotherapeuten bzw. Psychiatern ausgeübt wird. Die therapeutische Beziehung, die entsteht, kann Monate bis Jahre bestehen bleiben.

Neben den üblichen psychiatrischen und psychotherapeutischen Gesprächen, deren Kosten als Akutbehandlung immer von den Krankenkassen übernommen werden, gibt es die sogenannte Richtlinien-Psychotherapie (Verhaltenstherapie, tiefenpsychologisch fundierte Psychotherapie, Psychoanalyse) mit fünf probatorischen Sitzungen zur Probe. Der Therapeut erstellt in dieser Zeit ein Gutachten über die Erkrankung und über die geplante Therapie, und dies wird von einem dem Antragsteller meist nicht bekannten Fachgutachter bewertet. Wenn dieser die Therapie empfiehlt, übernimmt die Krankenkasse die Kosten für eine bestimmte Anzahl von Stunden, zum Beispiel 25 oder 50. Bei 25 Stunden und einer Häufigkeit von einem Termin pro Woche läuft die Psychotherapie 8–12 Monate, was der heutigen Forderung von 4–6 Monaten Akut- und 4–6 Monaten Erhaltungstherapie bzw. Rückfallprophylaxe entspricht. Bei bereits mehrfach erkrankten depressiven Personen sollte bei einem komplizierten Verlauf eine Behandlungsspanne bis drei Jahre erwogen werden. Man muss sich klarmachen, dass Psychotherapie gemeinsame Arbeit von Patient und Therapeut bedeutet und keine Zauberei, sondern ein erlerntes Handwerk und für beide Seiten mit Anstrengungen verbunden ist.

Gruppenpsychotherapie mit depressiv kranken Menschen finden bisher fast nur in stationären Behandlungen statt, allmählich allerdings entwickeln sich solche Gruppenangebote auch vermehrt in der ambulanten Arbeit. Die stationären Gruppen sind eingebettet in ein insgesamt strukturierendes und förderlich-fürsorgliches Milieu, wobei die Beziehung zwischen den therapeutisch-pflegerischen Personen und dem Patienten durch die Vorgabe der aktivierenden Arbeit und der zuverlässigen Ordnungsstrukturen gekennzeichnet ist (Schauenburg u.a. 1999; Wolfersdorf u.a. 2007).

In den Mehrpersonenbeziehungen können direkte Rückmeldungen der Gruppenteilnehmer Neustrukturierung, Identitätsfindung, Vermittlung von Hoffnung sowie Erfahrungen mit dem Verlauf der Erkrankung vermitteln. Die psychotherapeutische Gruppenarbeit ist im Allgemeinen interaktionell-klientenzentriert ausgerichtet, wobei je nach Psychotherapieausbildung der Gruppenleiter kognitiv-verhaltenstherapeutische, interpersonelle oder interaktionell-tiefenpsychologische Gedanken zugrunde gelegt werden.

Wesentliche Charakteristika der therapeutischen Gruppenarbeit im stationären Rahmen sind die Arbeit mit schwer und schwerstdepressiven Patienten sowie das Arbeiten mit offenen Gruppen über einen kürzeren Behandlungszeitraum. Hier unterscheiden sich die Ziele der stationären Gruppenarbeit in verschiedenen Aspekten von denen ambulanter Gruppen. Naheliegend und erreichbar sind hier primär folgende Ziele:

1. die Einbindung des Patienten in einen therapeutischen Prozess, den er als konstruktiv und unterstützend wahrnimmt,

2. das Führen hilfreicher Gespräche, wobei hier insbesondere therapeutische Faktoren wie Universalität des Leidens sowie Kohäsion der Gruppe (Zusammengehörigkeit) eine Rolle spielen,
3. das Einkreisen und Besprechen von Problemen im Sinne eines Auffindens von Inhalten für den einzelnen Patienten, die dann in der Einzelpsychotherapie weiter bearbeitet werden können – hier geht es häufig um Beziehungs- und Interaktionsprobleme,
4. die Verringerung der Isolation im Sinne einer Verbesserung von Kommunikationsfertigkeiten, die den Patienten helfen, aus der sozialen Isolation herauszufinden, sowie schließlich
5. die Hilfe der Mitglieder untereinander, wobei gegenseitige altruistische Unterstützung zu einer deutlichen Verbesserung des Selbstwertgefühles des Patienten beiträgt.

Wichtig sind außerdem die *Erfahrung von Hoffnung* durch das Erleben, wie andere sich in ihrer Depression bessern, die Möglichkeit, am Beispiel des anderen neue Erfahrungen zu machen, sowie die Chance interpersonellen Lernens in der Gruppe. Ein weiterer Effekt kann die Möglichkeit von kathartischen Erfahrungen durch die Äußerung von Gefühlen in der Gruppe mit der Einsicht in intrapsychische und interpersonelle, psychosomatische Zusammenhänge sein. Dabei können wichtige Grundthemen depressiver Störungen, losgelöst von der einzelnen Person, gemeinsam hinsichtlich ihrer krankheitsauslösenden und -aufrechterhaltenden Bedeutung besprochen werden.

Bei Gruppen mit depressiven Patienten wird vom Therapeuten ein höheres, strukturgebendes Aktivitätsniveau gefordert. Der Therapeut hat die Aufgabe, aktiv zu fördern, er schafft eine Atmosphäre, die die Patienten als unterstützend, positiv und konstruktiv erleben. Die Gruppenmitglieder sollen sich geborgen, verstanden und akzeptiert fühlen. Der Therapeut ist insbesondere bei schwerstdepressiven Patienten unterstützend tätig, beispielsweise durch Anerkennung von Bemühungen, Absichten, Stärken und positiven Beiträgen des Patienten zum Gruppengeschehen. Stark beeinträchtigte Patienten werden in ihren positiven Verhaltensanteilen verstärkt. Im stationären Rahmen sollten schwer depressive Patienten Gruppenarbeit als »ungefährlich« erleben, Konflikte sollten durch aktives Intervenieren des Therapeuten rasch positiv, konstruktiv und lösungsorientiert behoben werden. Die Arbeit in der therapeutischen Gruppe ist auf das Hier und Jetzt im Sinne des Erlernens interpersoneller Fertigkeiten wie Gefühleäußern oder gegenseitige Unterstützung ausgerichtet.

Die psychotherapeutischen Gruppengespräche dauern üblicherweise anderthalb Stunden und werden von einem Therapeuten, einem Co-Therapeuten sowie einem Mitarbeiter aus dem Pflegeteam durchgeführt. Die Gruppengröße beträgt etwa acht bis zehn Patienten. Häufig setzt sich eine Gruppe aus ökonomischen Gründen aus denjenigen Patienten zusammen, die der jeweilige Gruppentherapeut auch in der Einzeltherapie hat. Die meisten Psychotherapien bei depressiv Kranken beginnen mit einer kurzen Einführung durch den Therapeuten zu den allgemeinen Gruppenregeln und dem Zweck der Gruppe, gefolgt von einem »Blitzlicht«, in welchem alle Patienten kurz über ihr aktuelles Befinden sowie über Entwicklungen oder Anliegen berichten. In dieser Runde sollten sich alle äußern.

Aus der einleitenden Blitzlicht-Runde ergibt sich das aktuelle Thema der Gruppe. Die aktive Strukturierung durch die Therapeuten führt auch zu einer inneren Strukturierung der Patienten, zur Angstreduktion und zu einer Aktivitätsförderung. Patienten können sich untereinander ansprechen, sie können von den Therapeuten angesprochen werden, sie können sich zu den Äußerungen einzelner Patienten melden und dazu ihre Meinung äußern. Es kann in der Gruppe eine spielerische Technik aus dem Psychodrama verwendet werden, es kann ein Rollenspiel spontan durchgeführt werden, es kann auch ein Mitpatient verabschiedet werden, der die Station verlässt. Persönlich relevante Inhalte und Anliegen der Patienten haben dabei immer Vorrang.

Neben der Gruppenpsychotherapie gibt es eine breite *Palette unterschiedlicher Gruppenaktivitäten*, die psychotherapeutisch, psychoedukativ und/oder soziotherapeutisch orientiert sind: Entspannungsgruppen, Gruppen zur Verbesserung der sozialen Fertigkeiten, psychoedukative Gruppen für Patienten bzw. Angehörige, körperorientierte Gruppen, erlebnisorientierte Gruppen usw.

Solche Gruppenaktivitäten haben einerseits einen tagesstrukturierenden und auch aktivierenden Effekt, andererseits haben sie psychoedukativen und soziotherapeutischen Charakter. Üblicherweise werden schwerer depressive Patienten zunächst in diejenigen Gruppenarbeiten eingebunden, die auf der Station selbst durchgeführt werden, die von Mitarbeitern des therapeutischen Teams der entsprechenden Station angeboten werden; dadurch wird die Schwelle für die Teilnahme gesenkt.

Zu einzelnen Gruppen noch einige Anmerkungen.

Selbstsicherheitstraining ▷ Das Selbstsicherheitstraining ist eine traditionelle Psychotherapiemethode für in ihrem Selbstwert und in ihrem Durchsetzungsvermögen gehemmte Patienten. Bereits in den siebziger Jahren wurden derartige Ansätze in der Verhaltenstherapie für depressiv Kranke eingebaut. Ziele von Selbstsicherheitstrainings sind:

1. die Wahrnehmung der eigenen Bedürfnisse, Wünsche und Ansprüche,
2. zu lernen, diese berechtigten Bedürfnisse, Erwartungen und Wünsche zu äußern, dafür auch einzutreten und
3. Kontakt mit anderen aufzunehmen, hier wiederum Wünsche zu äußern, die Kontakte zu gestalten und auch aufrechtzuerhalten.

Hierbei lernen Patienten, Forderungen zu stellen, Nein zu sagen, also gegen die eigene Aggressionshemmung anzukämpfen und Verantwortung für eigene Wünsche zu übernehmen, und nicht darauf zu warten, dass sie von anderen erfüllt werden. Die Patienten lernen Kritik zu äußern, andere Personen auch mal zurückweisen zu können, womit sie ihre Kränkbarkeit prüfen; sie lernen Konflikte anzusprechen, zu klären und auch auszuhalten in dem Sinn, mit unrealistischen Harmoniewünschen umgehen zu lernen. Hierzu gehört, die Grenzen dort zu sehen, wo sich die Wünsche und Rechte anderer finden.

Die Strategien für derartige Gruppen sind aus der Verhaltenstherapie und aus der kognitiven Therapie übernommen. Aufgegriffen werden aktuelle Ereignisse zum Beispiel im stationären oder im ambulanten Rahmen, es werden Rollenspiele durchgeführt usw. Üblicherweise können Patienten an einem Selbstsicherheitstraining erst nach einer deutlichen Symptombesserung teilnehmen, da sonst die Gefahr der Überforderung besteht. Sodann muss ein Zusammenhang zwischen sozialer Kompetenz und der depressiven Erkrankung vom Patienten gesehen werden.

Psychoedukative Gruppen ▷ Depressiv kranke Patienten haben häufig einen langen Krankheitsweg hinter sich und die Erkrankungen werden oft erst spät erkannt. So ist eines der wichtigsten Ziele einer psychoedukativen Gruppe, zu lernen, dass körperliche Symptome wie Schlafstörungen, Appetitstörungen, Libidoverlust, chronische Obstipation, aber auch Schwächegefühle, rasche Erschöpfbarkeit, Hoffnungslosigkeit und Suizidideen Symptome einer depressiven Störung sind. Dies wirkt entlastend, da die Symptomatik dann benannt werden kann und daraus wiederum gemeinsame Krankheitskonzepte entwickelbar sind. Befürchtungen, dass eine Konzentrations- oder Merkstörung Zeichen einer »Demenz« sind, sind auf diese Weise ebenfalls abbaubar.

Vor dem Hintergrund eines Krankheitsmodells werden sowohl die Behandlungseinsicht und als auch die aktive Behandlungsmotivation gefördert. Hierzu gehört auch die Förderung der Medikamentencompliance, der Bereitschaft zur psychotherapeutischen Konfliktbearbeitung in der Einzeltherapie, der Bereitschaft zur Teilnahme an ergotherapeutischen, soziotherapeutischen und anderen Therapieangeboten. Inhalte von psychoedukativen Gruppen für depressiv Kranke sind:

1. das Krankheitsbild mit Symptomatik und Verlauf sowie die möglichen Ursachen und Auslöser,
2. die Therapie der Depression mit a) medikamentöser Behandlung und weiteren biologischen Ansätzen, b) mit Psychotherapie, etwa Darstellung von Beziehungskonflikten, Verarbeitung von belastenden Lebensveränderungen privater und sozialer Konstellationen und von Trauer, sowie c) mit Soziotherapie zur Erläuterung der Ziele von Tagesstrukturierung, Aktivitätsaufbau, Ressourcenorientierung, Wiederintegration nach erlebter Isolierung.

Derartige psychoedukative Gruppen umfassen meistens zwei bis drei Sitzungen in einem sechswöchigen Turnus, die Gruppe ist klar strukturiert, dauert eine Stunde und wird von jeweils unterschiedlichen Berufsgruppen geleitet. Häufig werden auch Medien wie Merkblätter, Dias, Folien, Informationsmaterial verwendet.

Psychoedukative Gruppen, also die Vermittlung von *Basisinformation* über das Krankheitsbild, können sowohl für die Patienten als auch für die Angehörigen angeboten werden.

Angehörigengruppe ▷ Angehörigengruppen wurden früher bevorzugt für die Familienangehörigen schizophrener Patienten empfohlen. Dabei ist schon lange bekannt, dass das Erkennen eines Symptoms – wenn etwa die Antriebslosigkeit als »Symptom« und nicht etwa als »Faulheit« des Patienten gedeutet werden soll – den Umgang der Angehörigen mit dem Patienten entlastet und die Angehörigen die vorwurfsvolle Haltung »der kann ja, wenn er will« aufgeben können. Auch Gefühle von Kränkung und Hilflosigkeit bei den Angehörigen werden erklärbar, besser akzeptierbar und verstehbar, wenn sich depressiv Kranke trotz intensiven Bemühens um sie, trotz zahlreicher »guter Ratschläge« nicht »bessern« oder wegen des Symptoms »Gefühl der Gefühllosigkeit« auch keine emotionalen Äußerungen im Rahmen einer Liebesbeziehung machen können. Schuldgefühle von Angehörigen, etwas falsch gemacht zu haben, insbesondere nach Suizidversuchen oder bei Vorwürfen vonseiten des Patienten, sind ebenfalls besprechbar.

Angehörigengruppen bei Depressiven können entweder als laufende Gruppe etwa in zwei- oder dreiwöchigem Abstand über einen längeren Zeitraum hinweg durchgeführt werden oder im Block im psychoedukativen Stil für einen abgesteckten

Zeitraum. Im Rahmen der Rückfallprophylaxe können auch Früherkennungssymptome zusammengetragen werden.

Als Besonderheit von Gruppen mit Angehörigen depressiv Kranker steht neben der Information auch die *Entlastung der Angehörigen*. Hier können Schuldgefühle über vermeintliche Fehler und der Zusammenhang mit der Depression angesprochen, hier können auch Wut und Aggression über die Veränderung des Lebenskonzeptes, über veränderte Rollen in der Familie, über veränderte Verantwortlichkeiten und über den Stress der Angehörigen geäußert werden. Dieser Entlastungsfaktor ist bei Angehörigengruppen mit Depressiven besonders ausgeprägt.

Was Angehörige wissen müssen
Depression ist eine echte Erkrankung, keine Simulation
Depression ist eine behandelbare Erkrankung
Antidepressiva und psychotherapeutische Führung sind heute bewährter Standard von Therapie
Besserung von Symptomatik, Wiedererlangung von Arbeits- und Beziehungsfähigkeit sind Therapieziele
Behandlung einer Depression braucht Zeit und Geduld
Depressives Nicht-leisten-Können ist echtes Nicht-Können, kein Nicht-Wollen
Depressive Angehörige sollen nicht überfordert, aber auch nicht ganz entlastet werden
Gemeinsame Aktivitäten sind hilfreich
Suizidalität muss als Notsignal beachtet und ernst genommen werden
Zusammenarbeit mit behandelndem Arzt ist wichtig und notwendig

Für Angehörige depressiv Kranker sind bestimmte Grundkenntnisse bezüglich der Depression wichtig. Im Wesentlichen geht es darum, anzuerkennen, dass die Depression eine echte Erkrankung und keine Simulation ist. Der Patient kann nicht, obschon er will, und zwar schon aufgrund seiner autoritätsbezogenen, seiner leistungs- und normbezogenen Charakterstruktur. Wichtig ist auch zu wissen, dass es sich bei der Depression um eine Erkrankung handelt, die nicht in die Gruppe der sogenannten Geisteskrankheiten gehört, sondern dass es sich um eine Gemütskrankheit handelt, die therapierbar ist. Auch der Aspekt, dass depressiv kranke Menschen immer wieder erkranken können und deswegen Langzeittherapie benötigen, ist wichtig. Letztlich geht es darum, mit leichteren wie schwereren depressiven Episoden leben zu lernen, sie also gemeinsam zu bewältigen.

Erlebnis- und gestaltungsorientierte Gruppenaktivitäten ▷ Wesentlicher Inhalt sogenannter Erlebnis- und gestaltungsorientierter Gruppenaktivitäten wie Ergotherapie, Mal- und Kunsttherapie, Tanztherapie und anderer »kreativer Therapien« ist es, auf einer nonverbalen Ebene wieder zur Erlebnisfähigkeit zu führen, den Zugang zu Gefühlen und Körperempfindungen wieder zu öffnen und innerseelische Prozesse Gestalt annehmen zu lassen. Solche Gruppenaktivitäten sind in den jeweiligen Wochenplan im stationären Rahmen eingebaut und im Sinne der Aktivierung und Tagesstrukturierung notwendig. Auch im ambulanten Rahmen ist es heute möglich, depressiv kranke Patienten zur ambulanten Ergotherapie zu schicken oder auch Krankengymnastik zu verordnen.

Körperorientierte Verfahren ▷ Unter körperorientierten Verfahren werden systematische Entspannungs-, psychiatrische Sport- und Bewegungstherapie sowie Körperpsychotherapien im engeren Sinne subsumiert. Diese dienen, neben spezifischen Zielen, auch der Tagesstrukturierung, der Aktivierung und der Ressourcenförderung.

Bei der *Entspannungstherapie* hat sich die Progressive Muskelrelaxation nach Jacobson besonders bewährt. Hier stehen konkrete Instruktionen zur Verfügung, die auf Anspannung und Entspannung peripherer Muskelpartien ausgerichtet sind und so Grübelneigung und dem Abschweifen von Gedanken entgegenwirken. Die Orientierung auf den Körper steuert auch dem Unzulänglichkeitserleben entgegen. Entspannungsmethoden sind erst nach deutlicher Symptombesserung einzusetzen, die Anwendung des bekannten autogenen Trainings sogar erst nach Abklingen einer Depression.

Sport- und Bewegungstherapie beeinflussen psychologische Mechanismen wie gelernte Hilflosigkeit, Verstärkerverlust sowie negative Kognitionen positiv. Außerdem geht es um die Stärkung gesunder Anteile. Sodann werden Antriebsdefizite, motivationale Probleme und Versagensängste angegangen. Dabei müssen allerdings eine schnelle Ermüdbarkeit, ein Antriebsdefizit und ein rasch auftretendes Unzulänglichkeitsgefühl mit berücksichtigt werden, indem man den Patienten rasch von Leistung entpflichtet. Sport- und Bewegungstherapie umfassen die tägliche Morgengymnastik, Bewegungsgruppen mit Anforderungen an körperliche Belastbarkeit und soziale Kompetenz, Sportgruppen, Fitnessgruppen, körperliches Belastungstraining, Schwimmgruppen usw.

Unter *Körperpsychotherapie* im engeren Sinne wird beispielsweise die konzentrative Bewegungstherapie verstanden. Körperpsychotherapie ist besonders geeignet für Patienten, deren Körperempfindung vermindert ist, die in ihrer Emotionalität eingeschränkt sind oder die in einer verbalen Psychotherapie schwer zu erreichen sind. Ermöglicht wird dadurch ein emotional-kognitives Wahrnehmen und Lernen. Dies gilt gerade für depressiv Kranke, die ja unter dem Gefühl der Gefühllosigkeit, unter einem Verlust des Bezugs zu ihrem Körper und unter innerer Leere leiden. Auch hierfür ist eine deutlich gebesserte Symptomatik Voraussetzung.

Die *Zielrichtung* einer Behandlung mit Antidepressiva ist die *depressive Symptomatik* im engeren Sinne. Inwieweit mit Antidepressiva auch tiefere Erkrankungsschichten beeinflusst und verändert werden, ist offen. Die Legitimation, antidepressive Medikation einzusetzen, leitet sich aus der neurobiochemischen Konzeption der Depression als einer Neurotransmitterstörung im zentralen Nervensystem ab, wobei diese Störung, diese Imbalance, vor allem die Substanzen Serotonin und Noradrenalin betrifft.

Die meisten Menschen stehen Medikamenten, die sie in ihrer »Persönlichkeit« beeinflussen, skeptisch gegenüber. Diese Zurückhaltung ist berechtigt. Das Grundprinzip muss sein, immer erst einmal abzuklären, ob eine medikamentöse Therapie notwendig und sinnvoll ist. Und wenn, dann muss das Antidepressivum richtig ausgesucht sein, am besten gemeinsam von Arzt *und* Patient, es muss richtig dosiert und dann auch lange genug eingenommen werden. Dies geht nur in einer vertrauensvollen Patient-Arzt-Beziehung, in der auf der einen Seite die Kompetenz des Patienten bezüglich seiner eigenen Erkrankung, bezüglich der von ihm subjektiv erlebten Wirkungen und Nebenwirkungen von Medikamenten stehen muss, jedoch auch ein Vertrauensvorschuss gegenüber Therapie und Therapeut. Auf der anderen Seite muss ein fürsorglich denkender, hinsichtlich antidepressiver Medikation kompetenter Therapeut (Hausarzt, Psychiater, Nervenarzt) stehen, der in der Gewissheit ein Antidepressivum verordnet, wirklich das Richtige zu tun und dem Patienten damit zu helfen, den Leidensdruck zu mindern und Symptombesserung herbeizuführen.

Die vielfach gestellte Frage von Patienten, »Was bewirken Antidepressiva denn?«, lässt sich ärztlich einfach und trotz der Einfachheit korrekt beantworten:

1. Antidepressiva sollen Symptome und damit Leidensdruck reduzieren. Antidepressiva zielen auf die Herabgestimmtheit, wollen also die Stimmung bessern.
2. Sie zielen auf den Antrieb, wollen innere Unruhe und äußere Getriebenheit dämpfen oder innere Apathie, Antriebslosigkeit und Hemmung im Denken, im Handeln, in der Mimik und Gestik verbessern – was man als Antriebssteigerung bezeichnet.
3. Antidepressiva sollen stimmungsstabilisierende Effekte haben, also antriebssteigernde und –fördernde, aber auch überstarken Antrieb, Getriebenheit und Unruhe dämpfende, sedierende Wirkungen zeigen.
4. Dabei sollen sie auch auf Ängste beruhigend, »anxiolytisch« wirken.
5. Antidepressiva sollen die Einengung im Denken und das »röhrenförmige« Fixiertsein auf ein Thema auflösen, sie sollen hier wieder Freiheitsgrade des Denkens und das Sehen verschiedener Aspekte und Entwicklungsmöglichkeiten bewirken, sie sollen damit indirekt Hoffnungslosigkeit, Hilflosigkeit und auch Suizidalität positiv verändern.
6. Sie sollen die Vitalität und das Körpergefühl wieder verbessern, sie sollen Schlafstörungen, Appetitstörungen, Störungen des Gefühles für den eigenen Körper lindern.

Für die meisten depressiv kranken Menschen ist eine gute *Symptombesserung* eines der wichtigsten Ziele jeglicher Behandlung. Dabei ist eine gute Symptombesserung häufig auch eine gute Basis für psychotherapeutische und soziotherapeutische Veränderungen, weil diese auch Forderungen an den Patienten stellen, ihn belasten und ihm Veränderungsbereitschaft abverlangen. Das bedeutet gleichwohl nicht, dass eine psychotherapeutische Intervention nicht von Anfang an in der Depressionsbehandlung dabei sein kann, soll aber darauf hinweisen, dass bei einem depressiv kranken Menschen, der überstark von seiner Symptomatik gequält ist, psychotherapeutische Ansätze häufig anfänglich eher stützenden, entlastenden, weniger fordernden Charakter haben sollen und müssen.

Das wohl älteste »Antidepressivum« ist der Alkohol. Die vegetativ entspannende, emotional etwas stabilisierende und ausgleichende, manchmal auch etwas angstlösende Wirkung von Alkohol ist bekannt und wird von manchen Depressiven auch bewusst »genutzt«. Nicht ohne Grund sagt man, dass bei vielen späteren alkoholkranken Menschen am Anfang eine depressive Störung gestanden habe. Wenn aber die Alkoholerkrankung über den Missbrauch hinaus zu einer eigenständigen autonomen Abhängigkeitserkrankung geworden ist, muss das primäre Ziel der Therapie zunächst die Behandlung der Alkoholkrankheit (oder einer anderen Suchtkrankheit) sein, denn eine Depressionsbehandlung geht letztendlich nur beim abstinenten bzw. zu einem kontrollierten Trinken fähigen Menschen. In der schweren Depression ist der Patient in den meisten Fällen nicht mehr genussfähig, sodass Alkohol keine Entspannung, keine eigentherapeutische Wirkung mehr entfaltet – im Gegenteil: sogar zu einer Verschlechterung der Befindlichkeit betragen kann.

Im Übrigen fragen Patienten häufig, ob Antidepressiva selbst »süchtig« machen können. Dies ist eindeutig zu verneinen; eine Abhängigkeit im Sinne einer krankhaften körperlichen und psychischen Abhängigkeit von Antidepressiva gibt es nicht. Es gibt eine psychische Fixierung auf Antidepressiva, das heißt die Furcht, beim Absetzen oder Ausschleichen von Antidepressiva wieder Symptome der Depression zu erleiden. Dies aber ist ein Problem der psychotherapeutisch-ärztlichen Begleitung und eines langzeitig angelegten Absetzplanes, der über Monate gehen soll und wobei der Patient intensive Unterstützung benötigt.

Die *Geschichte der Antidepressiva* im engeren Sinne ist recht jung und beginnt in den fünfziger Jahren des vergangenen Jahrhunderts. Alkohol und auch Opium waren über Jahrhunderte hinweg, neben den unterschiedlichsten pflanzlichen Aufbereitungen, die einzigen chemischen Verbindungen – denn auch sogenannte Naturheilmittel sind chemische Verbindungen –, die in der Depressionsbehandlung verwendet wurden. In den fünfziger Jahren wurde im Rahmen eines klinischen Behandlungsversuches bei chronisch psychotisch kranken Patienten die chemische Substanz »Imipramin« erprobt und dabei von Professor Kuhn, damals in der schweizerischen Psychiatrischen Klinik Müsterlingen am Bodensee, die stimmungsaufhellende und aktivierend-stimulierende Wirksamkeit entdeckt. Am Ende des Jahrzehnts kam Imipramin auf den Markt, kurz darauf folgten Amitriptylin, Doxepin, Nortriptylin, Trimipramin, also diejenigen Substanzen, die man heute als so genannte *klassische trizyklische Antidepressiva* (TZA) bezeichnet.

Damit war erstmals eine Medikamentengruppe gefunden, die für die Behandlung depressiver Erkrankungen erfolgreich eingesetzt werden konnte. Galt bis dahin in etwa die Devise, man müsse einen melancholisch-depressiv kranken Menschen lange beobachten und beschützen, bis er wieder aus der depressiven Phase heraus sei, und man müsse verhindern, dass er sich in dieser Zeit umbringe, so war jetzt über die reine Verordnung von Schlafmitteln hinaus eine spezifische »antidepressiv-thymoleptische«, das heißt gegen die depressive Symptomatik gerichtete und stimmungsaufhellende Substanzgruppe gefunden. Der erste positive Schritt war, dass man etwas gegen depressive Erkrankungen und deren Symptomatik tun konnte und es zur Symptombesserung kam. Aus dem früheren Abwarten und Suizidverhüten wurde inzwischen eine aktive und positiv in Richtung Besserung eingestellte Hilfemöglichkeit. Auf der psychopharmakotherapeutischen Ebene war es, nachdem bald auch die Nebenwirkungen und Begleiterscheinungen der trizyklischen Antidepressiva beschrieben wurden, das Ziel, die vorliegenden Substanzen so zu modifizieren, dass bei erhaltener antidepressiver Hauptwirkung die Nebenwirkungen reduziert werden konnten. Nebenwirkungen sind im Wesentlichen Mundtrockenheit, Sehstörungen, Harnflussstörungen, Herzrhythmusstörungen und die Beeinträchtigung kognitiver Fähigkeiten.

Eine weitere Forschungsrichtung war, die Substanzen danach zu beschreiben, ob sie eher aktivierend-antriebssteigernd oder eher beruhigend und angstlösend wirkten. Hintergrund war die Überlegung, bei eher agitiert-ängstlichen depressiven Syndromen beruhigend-angstlösende Substanzen und bei eher gehemmt-apathischen und antriebsgeminderten Syndromen eher antriebssteigernde, zumindest nicht sedierende Substanzen zu verwenden. Daraus entstand das sogenannte Kielholz-Schema, in welchem die Antidepressiva je nach Wirkungsschwerpunkt eingeteilt und sozusagen, wie im Klinikjargon immer formuliert, im Kielholz-Schema »links« (die antriebssteigernden) oder »rechts« (die sedierenden Antidepressiva) zugeordnet wurden. Dies wurde »syndromorientierte Auswahl von Antidepressiva« genannt, da dem jeweiligen klinischen Bild das entsprechende Antidepressivum zugeordnet wurde. Bereits damals gab es Hinweise, neben einer syndromorientierten Verordnung von Antidepressiva auch »nebenwirkungsgeleitete« Überlegungen mit einzubeziehen.

Ein Übersicht zu den *Hauptklassen von Antidepressiva* ist der Tabelle »Antidepressiva – Auswahl« zu entnehmen. Hier werden tri- und tetrazyklische Antidepressiva, sogenannt nach der Anzahl ihrer chemischen Ringe (TZA/TEZA), unterschieden von den selektiven Serotonin-Wiederaufnahmehemmern (SSRI: Selective Serotonin Re-uptake Inhibitors), den Antidepressiva mit sogenanntem dualem oder spezifischem Wirkungsprinzip und den reversiblen Monoaminooxydase-Hemmern (RIMA).

Neuerdings erfreuen sich auch *pflanzliche Heilmittel* im Allgemeinen und die sogenannten »psychotropen Phytopharmaka« einer wachsenden Beliebtheit. Die Autoren R. Hänsel und V. Faust u.a. (1999) weisen kritisch darauf hin, dass die Selbstmedikation mit psychotropen Phytopharmaka wie Baldrian, Melisse, Hopfen und anderen noch halbwegs vertretbar sei, was die mutmaßlichen Indikationen anbelange. Bei Johanniskraut mit den Indikationen Angststörungen bzw. Depressionen sei dies nicht mehr risikolos akzeptierbar, wobei die Autoren weniger auf die möglichen Nebenwirkungen hinweisen, als vielmehr auf die Gefahr, dass das zugrunde liegende Krankheitsbild, dessen Therapie ausschließlich in die Hand des Arztes gehöre, unzureichend diagnostisch und therapeutisch behandelt werde. Die Gefahr sei also weniger die Substanzwirkung, sondern vielmehr die Umgehung von ärztlicher Diagnose und Therapie, die Unterdiagnostik und Unterbehandlung im »Selbstversuch«.

Antidepressiva – Auswahl

Klassen	Antidepressiva (Beispiel: Handelsnamen)
Tri- und tetrazyklische Antidepressiva (TZA/TEZA)	Amitriptylin (Saroten)
	Ctomipramin (Anafranil)
	Doxepin (Aponal)
	Trimipramin (Stangyl)
	Nortriptylin (Nortrilen)
	Maprotilin (Ludiomil)
	Mianserin (Tolvin)
Selektive Serotonin-Wiederaufnahmehemmer (SSRI)	Fluvoxamin (Fevarin)
	Fluoxetin (Fluctin)
	Paroxetin (Seroxat)
	Citalopram (Cipramil)
	Escitalopram (Cipralex)
	Sertralin (Zoloft)
Antidepressiva mit dualem oder spezifischem Wirkprinzip ([1]SNRI/[2]DAS/[3]NaSSA/[4]NARI)	Venlafaxin[1] (Trevilor)
	Nefazodon[2] (Nefadar)
	Mirtazapin[3] (Remergil)
	Reboxetin[4] (Edronax)
	Duloxetin[1] (Cymbalta)
	Bupropion[4] (Elontril)
Reversible Monoaminooxydase-Hemmer (RIMA)	Modobemid (Aurorix)

Erklärungen: SNRI bedeutet dualer selektiver Serotonin- und Noradrenalin-Wiederaufnahmehemmer, DAS heißt dual-serotonerges Antidepressivum, NaSSA meint noradrenerges und spezifisch serotonerges Antidepressivum und NARI spezifische Noradrenalin-Wiederaufnahmehemmung. Bei den Monoaminooxydase-Hemmern (MAO-Hemmer) sind irreversible und nicht selektive MAOH, z.B. Tranylcypromin, nicht aufgeführt, da sie für die Behandlung in den meisten Fällen heute obsolet sind. Eingeführt auf dem deutschen Markt ist der reversible Monoaminooxydase-Hemmer (reversibel, selektiv: RIMA), als einzige Substanz dieser Art.

Neben den *Bemühungen um Reduzierung der Nebenwirkungen* der klassischen tri- und dann auch tetrazyklischen Antidepressiva wurde gleichzeitig vor dem Hintergrund der in den siebziger und achtziger Jahren eingeführten »Serotonin-Defizit-Hypothese« an der Entwicklung selektiver Serotonin-Wiederaufnahmehemmer (SSRI) gearbeitet. Diese Substanzen sollten spezifisch auf serotonerge Neuronen im Zentralnervensystem wirken, der Serotonin-Umsatz sollte erhöht werden. Selektiv meint dabei auch, dass keine anderen Neurotransmittersysteme angesprochen werden, damit das Nebenwirkungsprofil so gering wie möglich wäre. Die wichtigsten derzeit auf dem deutschen Markt befindlichen SSRI sind Fluvoxamin, Fluoxetin, Paroxetin, Citalopram/Escitalpram und Sertralin.

Von den sogenannten dualen und anderen spezifisch wirksamen Antidepressiva weist Mirtazapin, als Weiterentwicklung des klassischen Mianserin, sedierend-angstlösende Qualitäten auf, sodass bei abendlicher Gabe auch eine Schlafförderung verbunden ist. Die dualen selektiven Serotonin-Noradrenalin-Wiederaufnahmehemmer (SNRI) Venlafaxin bzw. Duloxetin und die selektiven Noradrenalin-Wiederaufnahmehemmer Reboxetin und Bupropion sind nichtsedierend bzw. aktivierend.

Grundsätzlich ist festzuhalten, dass Bedarf für aktivierende Substanzen bei eher apathisch-avitalen depressiven Zustandsbildern besteht, während die schwer gehemmt-depressiven Zustandsbilder oft mit ausgeprägter Angst, mit Suizidalität oder auch mit Wahnsymptomatik einhergehen und dann in den meisten Fällen mit eher sedierend-anxiolytischen Substanzen, in Kombination mit einem Benzodiazepin-Tranquilizer oder Neuroleptikum, behandelt werden. Der größere Anteil depressiver Symptome weist eher auf eine ängstlich-unruhige Symptomatik.

Um die Wirkung von Antidepressiva zu beschreiben, muss man einerseits neurobiochemische Effekte, andererseits die klinische Wirkung auf Symptome/Syndrome der Depression anführen.

Die am häufigsten bei Antidepressiva gefundenen akuten biologischen Effekte sind die der Noradrenalin- oder/und der Serotonin-Wiederaufnahmehemmung sowie der Hemmung der Monoaminooxydase, also desjenigen Enzyms, das im synaptischen Spalt für den umgehenden Abbau von Noradrenalin bzw. Serotonin verantwortlich ist, nachdem dieses aus der Präsynapse des Neurons in den Spalt entlassen wurde. Das Ziel ist die Erhöhung der Neurotransmittersubstanz Noradrenalin bzw. Serotonin im synaptischen Spalt, also an den Stellen der nachfolgenden Nervenzelle (»postsynaptische Rezeptoren«), an denen Neurotransmitter-Substanzen wirksam werden sollen.

Die *klinische Wirksamkeit von antidepressiven Substanzen* wird in erster Linie im Zusammenhang mit ihrer akuten Wirkung auf die Noradrenalin-Serotonin-Wiederaufnahmehemmung gesehen (MÜLLER 1998). Dabei haben die verschiedenen Substanzen unterschiedliche Wirkprinzipien, sodass man etwa zwischen Noradrenalin- bzw. Serotonin-Wiederaufnahmehemmern oder auch Monoaminooxydase-Hemmern unterscheiden kann. Die älteren Antidepressiva haben häufig beide (und auch noch eine Reihe anderer Transmittersysteme, deswegen auch ihr Nebenwirkungsprofil) angesprochen und wurden deswegen im Klinikjargon als »dirty drugs« (»schmutzige Medikamente«) bezeichnet – während die selektiven Substanzen, die nur auf ein System ausgerichtet sind, dementsprechend die »sauberen« Medikamente wären.

Klinisch wichtig ist, dass durch die Selektivität auf nur ein Neurotransmittersystem das Nebenwirkungsprofil verändert und dass dies bei allen selektiven Substanzen letztendlich günstiger für den Patienten ist. Dann werden nicht zusätzlich auch Muskarin-Rezeptoren, Alpha-adrenerge oder Histamin-Rezeptoren angesprochen, die für Nebenwirkungen wie Mundtrockenheit, Seh- und Harnflussstörungen, Blutdrucksenkung oder Sedierung/Müdigkeit verantwortlich sind.

Die *Wirkung auf die Herabgestimmtheit* bzw. depressive Verstimmung lässt bei allen Antidepressiva auf sich warten, das heißt, sie beginnt frühestens in der zweiten Woche, also nach etwa 10 bis 14 Tagen – bei einem üblichen und komplikationslosen Behandlungsverlauf. Diese sogenannte »Latenz« wird unter anderem als Ausdruck von Anpassungsvorgängen auf der Rezeptorebene interpretiert.

Antidepressiva sind ein zentraler Bestandteil der Akuttherapie und auch der Langzeitbehandlung depressiver Störungen. Diesbezüglich besteht kein Zweifel in der psychiatrisch-psychotherapeutischen Versorgung. Die Wirksamkeit von Antidepressiva ist in zahlreichen Studien, sowohl placebokontrolliert als auch im Vergleich zu anderen Substanzen, wie im Vergleich zum klassischen Antidepressivum Imipramin, gut belegt. R. R. Engel und H.-P. Volz (1998) fassen in ihrer Übersicht zusammen, dass rund 50 Prozent aller behandelten Patientinnen und Patienten schon auf eine vier- bis achtwöchige Behandlung mit Antidepressiva ansprechen. Fasst man die derzeit vorliegenden Studien zur Wirksamkeit von Antidepressiva zusammen, dann kann man festhalten:

1. Alle heute auf dem Markt befindlichen Antidepressiva sind in gleicher Weise »antidepressiv« wirksam, das heißt dass sie

eine Besserung der typischen depressiven Symptomatik herbeiführen: depressive Herabgestimmtheit, Angst, psychomotorische Hemmung oder Agitiertheit, kognitive Einengung, Kraftlosigkeit und rasche Ermüdbarkeit, Schlaf- wie auch Appetitstörungen, Libidoverlust und sexuelle Störungen, Leibgefühlsstörungen.

2. Die wichtigsten Unterschiede finden sich im Bereich der Nebenwirkungen, wobei neuere Substanzen ein anderes und für die Lebensqualität günstigeres Nebenwirkungsprofil aufweisen als klassische Tri- und Tetrazyklika. Neuere Antidepressiva führen nicht mehr zu sozialer Aufälligkeit, das heißt, man sieht es dem Patienten nicht mehr an, dass er ein Antidepressivum einnimmt.
3. Die Studien zum Vergleich von Johanniskraut als psychotrop wirksamem Phytopharmakon mit Trizyklika zeigen bei leichteren bis mittelschweren Depressionen eine ähnliche Wirksamkeit, wobei der Anteil der hierzu vorliegenden Untersuchungen gering ist; bei schwerer ausgeprägten depressiven Erkrankungen besitzen die synthetischen Antidepressiva Vorteile.

Nun zum konkreten *Vorgehen bei der Auswahl eines Antidepressivums*. Am Anfang hat immer die grundsätzliche Frage zu stehen, ob ein Antidepressivum überhaupt notwendig ist. Gründe für ein Antidepressivum sind bzw. können sein:

1. Schweregrad der Depression (ab mittelgradig schwer ausgeprägter Depression ist der Einsatz eines Antidepressivums empfohlen, bei schwer und schwerstdepressiv kranken Menschen dringend erforderlich);
2. Vorliegen besonders quälender, beeinträchtigender, gefährlicher Symptomatik (deutliche Agitiertheit, deutliche psycho-

motorische Hemmung, ausgeprägtere Angstzustände, Suizidalität, Wahnsymptomatik, quälende Schlafstörungen, ausgeprägtes endomorphes somatisches Syndrom);

3. starke Beeinträchtigung der Leistungsfähigkeit mit der Gefahr sozialer Problematik zum Beispiel am Arbeitsplatz (Verlangsamung im Denken, Sprechen, Handeln, insgesamt Hemmungsvorgänge, rasche Erschöpfbarkeit in der Erwerbstätigkeit oder auch im Haushalt, deutliche Beeinträchtigung bezüglich Gedächtnis und Konzentration);
4. Ineffektivität bisheriger Behandlungsverfahren (Zusatz von Antidepressiva zur Psychotherapie; trotz Entlastung z. B. durch Krankschreibung keine Besserung, andere biologische Therapieverfahren wie Lichttherapie oder Schlafentzug nur kurzzeitig bessernd oder ineffektiv);
5. Gefahr der Chronifizierung (ungebesserte Symptomatik mit weiter bestehender Beeinträchtigung und zunehmendem Leidensdruck über mehr als acht Wochen);
6. zunehmende Verschlechterung trotz nichtpsychopharmakologischer Therapieverfahren;
7. frühere positive Erfahrungen mit antidepressiver Medikation (Medikamentenanamnese: Was half früher?);
8. Wunsch des Patienten (und seiner Angehörigen).

Prinzipiell geschieht die *Auswahl eines Antidepressivums* syndrombezogen, nebenwirkungsgeleitet sowie an weiteren individuellen Kriterien des depressiv Kranken orientiert. Eine »syndromorientierte« Antidepressiva-Auswahl macht das klinische Bild der Depression zum Kriterium: Agitiert-ängstliche depressive Syndrome werden mit primär sedierend-anxiolytischen Antidepressiva, psychomotorisch gehemmte depressive Syndrome in erster Linie mit nichtsedierenden bzw. aktivierenden und antriebssteigernden Antidepressiva behandelt. Letzteres gilt gleichwohl nur für gehemmt-apathische depressive Syndrome, also solche Krankheitsbilder, die ohne ausgeprägtere Angst, ohne Wahnsymptomatik und ohne Suizidideen oder suizidale Impulse vorliegen.

Gehemmte depressive Syndrome mit Angst (gehemmt-ängstlich) bzw. mit depressivem Wahn oder mit Suizidideen können nur in Ausnahmefällen mit nichtsedierenden Antidepressiva behandelt werden, wobei sowieso eine Kombination des Antidepressivums mit einem Benzodiazepin bzw. einem sedierend-anxiolytischen Neuroleptikum (z. B. einem atypischen Neuroleptikum mit Sedierung wie Olanzapin oder Quetiapin) zu erfolgen hat. Neben einer syndromgeleiteten Auswahl des Antidepressivums wird heute mehr Wert auf eine *nebenwirkungsgeleitete* antidepressive Therapie gelegt. W. E. MÜLLER (1998) hat die möglichen therapeutischen Konsequenzen der Hemmung der neuronalen Wiederaufnahme von Noradrenalin, Serotonin und Dopamin in drei Punkten zusammengefasst:

1. Wird als Antidepressivum eine Substanz mit Noradrenalin-Wiederaufnahme verwendet, ist im Wesentlichen mit Herzrasen (Tachykardie), Blutdrucksteigerung, Unruhe, Zittern (Tremor), insgesamt einer Verstärkung der Effekte von Erregung (Sympathikomimetika) sowie auch mit Erektions- bzw. Ejakulationsstörungen zu rechnen.
2. Antidepressiva, die hauptsächlich auf den Mechanismus der Serotonin – Wiederaufnahmehemmung abheben, gehen am häufigsten mit Magen – und Darmstörungen, Übelkeit, Brechreiz, Unruhe und Schlafstörungen, Appetitminderung, zum Teil mit Gewichtsabnahme (Fluoxetin), zeitweisen Kopfschmerzen, sexuellen Funktionsstörungen einher.

Antidepressiva – Auswahl, Schwerpunkt klinische Wirksamkeit

chem. Kurzbezeichnung	klinischer Schwerpunkt	übliche Tagesdosis mg/die
Amitriptylin	sedierend	75–225
Amitriptylinoxid	sedierend	60–180
Clomipramin	aktivierend	75–225
Trimipramin	sedierend	100–400
Doxepin	sedierend	100–400
Nortriptylin	aktivierend	75–150
Mianserin	sedierend	30–150
Maprotilin	eher sedierend	75–150
Citalopram	antriebsneutral	20–60
Escitalopram	antriebsneutral	10–30
Paroxetin	antriebsneutral	20–60
Fluoxetin	eher aktivierend	20–60
Fluvoxamin	antriebsneutral	50–300
Sertralin	antriebsneutral	50–200
Venlafaxin	aktivierend	37,5–350
Duloxetin	aktivierend	15–60
Mirtazapin	sedierend	30–120
Moclobemid	aktivierend	150–600
Reboxetin	aktivierend	2–10
Bupropion	aktivierend	75–300

3. Antidepressiva, die Dopamin-Wiederaufnahmehemmer sind, führen zu einer psychomotorischen Aktivierung, können Psychosen auslösen oder verstärken und haben eine Anti-Parkinson-Wirkung.

Bei den anticholinergen Nebenwirkungen (TZA, TEZA) handelt es sich vorrangig um Mundtrockenheit, Sehstörungen und Harnflussstörungen bis hin zum Harnverhalt. Weitere Nebenwirkungen können kardialer und hepatischer Art sein, also

Herzrhythmusstörungen, Blutdruckabfall oder auch Leberbelastung. Bei allen Antidepressiva sind regelmäßige Kontrollen des weißen Blutbildes notwendig. Bei den SSRI ist bei Fluoxetin die Halbwertszeit des ersten Metaboliten Norfluoxetin von 7 bis 15 Tagen zu beachten. Auch an mögliche Wechselwirkungen mit anderen Substanzen ist zu denken. Dies gilt ähnlich auch für den selektiven und reversiblen Monoaminooxydase-Hemmer (RIMA) Moclobemid, bei welchem ebenfalls die Latenzzeit bei einer Medikamentenumstellung zu beachten ist.

Weitere wichtige Kriterien für die Auswahl eines Antidepressivums sind dann vor allem das *Alter*, das Vorliegen *körperlicher Erkrankungen*, die *Berufstätigkeit*, die Notwendigkeit von *Fahrtüchtigkeit*, Aspekte der *Lebensqualität* wie *Nichtakzeptanz von sexuellen Störungen, Nichtverzicht auf Alkoholgenuss* u. Ä.

Die Themen Wechselwirkungen der Antidepressiva mit beispielsweise internistischen Medikamenten, Sexualstörungen durch Antidepressiva oder auch die innere Unruhe zu Beginn einer Therapie sowie mögliche Befindlichkeitsverschlechterung und Förderung von Suizidideen sind heutige Diskussionspunkte in der modernen Antidepressivatherapie. Dass vor Therapiebeginn eine akute Suizidgefahr, das Vorliegen eines depressiven Wahns, eine ausgeprägte ängstliche Agitiertheit ärztlich abgeklärt sein müssen, ist eine Selbstverständlichkeit.

So wird man heute bei älteren Patienten mit einer Herzvorschädigung darauf achten, dass das gewählte Antidepressivum beispielsweise die kardiale Situation nicht verschlechtert, dass keine kognitiven Beeinträchtigungen von Merk- und Konzentrationsfähigkeit zusätzlich bewirkt werden, dass Kreislaufregulationsstörungen, gesteigerte Muskelaktivität mit der Gefahr des Sturzes und auch Miktionsstörungen (Harnverhalt beim Mann mit Prostatavergrößerung) vermieden werden. Auch zusätzliche Störungen des Schlafes, etwa durch stark zentral stimulierende Antidepressiva, die zu Einschlafstörungen führen, sind zu vermeiden. Da ein Großteil älterer Menschen zusätzlich andere Medikamente erhält, meist internistischer Art, sind Wechselwirkungen zu bedenken, zum Beispiel Serumspiegelerhöhungen der internistischen Substanz durch Blockade entsprechender Enzymsysteme in der Leber (Zytochrom P 450).

Bezüglich des Selbstbildes, des Gefühls von Attraktivität für andere und der Wirkung auf andere spielen Lebensqualitätsaspekte eine Rolle. So werden heute von Frauen und Männern Gewichtszunahmen unter Antidepressiva oder auch sexuelle Störungen kaum mehr akzeptiert – Erektionsstörungen, Ejakulationsverzögerungen und Orgasmusstörungen beim Mann, Libidoverlust, Orgasmusstörung und fehlende Anfeuchtung der genitalen Schleimhäute bei der Frau einschließlich Zyklusstörungen.

Heutzutage werden von depressiven Menschen, die im Rahmen ihrer Berufstätigkeit sehr viel reden müssen (im Verkauf Tätige, Manager, Lehrkräfte, Politiker usw.), Antidepressiva nicht mehr akzeptiert, die zu einer deutlichen Mundtrockenheit und damit zu Sprachstörungen führen können. Dasselbe gilt für die Einschränkung der Fahrtüchtigkeit oder auch für die Empfehlung, auf Alkohol wegen möglicher Wechselwirkungen – Verstärkung der zentralnervösen Sedierung, Verlängerung der Reaktionszeit und Unruhe – zu verzichten. Zwar gelten depressiv kranke Menschen in ihrer Autoritätsbezogenheit als Personen, die sich mehr als andere an die ärztlichen Empfehlungen halten, doch: Es war immer schon eine Illusion, dass Patienten, die gewohnheitsmäßig zum Essen oder zum Vergnügen ihr Bier oder ihr Viertel Wein trinken, darauf nun plötzlich verzichten würden. Warum auch? Ziel antidepressiver Therapie ist ja unter anderem die Wiedererlangung der Genussfähigkeit.

Dasselbe gilt für den Umgang mit sexuellen Störungen. Diese Thematik wurde und wird bis heute mit Recht im Zusammenhang mit den selektiven Serotonin-Wiederaufnahmehemmern verstärkt diskutiert – dabei ist es eine schon von früher bekannte Nebenwirkung.

BEISPIEL Ein 42-jähriger Patient erhielt als Antidepressivum einen selektiven Serotonin-Wiederaufnahmehemmer, unter dem er sich zwar deutlich besser fühlte und wieder arbeitsfähig wurde, allerdings, nach Abklingen der schweren Depressivität, in seiner sexuellen Aktivität beeinträchtigt war. Er konnte seine sexuellen Störungen auch differenziell betrachten. So sah er Erektionsunfähigkeit durchaus im Zusammenhang mit der Schwere der Depression, denn diese war mit dem Abklingen der depressiven Symptomatik ebenfalls behoben. Nicht jedoch die Ejakulationsverzögerung und die Orgasmusunfähigkeit. Hier meinte er, Ejakulationsverzögerung könne er zwar eine Zeit lang akzeptieren, sie werde ihm aber jetzt nach einem Vierteljahr langsam unangenehm. Es wurde eine vorsichtige Umstellung der antidepressiven Substanz vorgenommen. ■

Dies sind Themen, die vor 25 Jahren noch nicht in dieser Offenheit und Deutlichkeit diskutiert wurden. Heute wird offener über Sexualität gesprochen. Auch depressive Patientinnen und Patienten sind trotz ihrer spezifischen Autoritätsgläubigkeit offener, vielleicht auch fordernder, klarer in ihren Vorstellungen. So werden Nebenwirkungen diskutiert, es wird nach Alternativen gefragt und auch Partner äußern sehr viel mehr als früher ihre Beobachtungen und Wünsche. Die Meinung von vor 25 Jahren, Nebenwirkungen müssten eben akzeptiert werden, dafür werde die Depression besser und die Suizidgefahr nehme ab, wird heute nicht mehr einfach hingenommen. Dabei wird auch vom Arzt bzw. Therapeuten gefordert, dass er um spezifische Nebenwirkungen der einzelnen Substanzen weiß, diese in der Diskussion anspricht und auch Alternativen diskutiert. Allerdings werden Psychopharmaka auch nicht mehr global abgelehnt. Auf die Frage nach hilfreichen Therapieangeboten gaben von über 3000 depressiven Patienten immerhin 82,6 Prozent »Medikamente« an vierter Stelle ihrer Liste als ziemlich bis sehr hilfreich an. An erster Stelle lagen mit 88 Prozent die einzeltherapeutischen Gespräche, an zweiter Stelle mit 85,6 Prozent Besuche von Angehörigen/Freunden und an dritter Stelle, »sich mit Problemen verstanden zu fühlen«. Nach diesen dreien folgten die Medikamente (Härter u. a. 2001).

Ein großes Problem der antidepressiven Medikation sind *Dosierungen* und *Behandlungsdauern*. Etwas verkürzt kann man behaupten, dass bei den klassischen tri- und tetrazyklischen Antidepressiva die *Unter*dosierung wegen der Nebenwirkungen zu erwarten war. Wenn bereits die Akuttherapie in einer therapeutisch notwendigen Dosierung nebenwirkungsbelastet ist, dann wird eine längerfristige Behandlung zur Verschlechterungs- oder Rückfallprophylaxe in einer eigentlich notwendigen Dosierung – nämlich der therapeutisch effektiven, und dies wäre eben die Dosierung in der Akuttherapie – kaum toleriert.

Als *Erhaltungsdosis* (nach Besserung der depressiven Symptomatik unter der Akuttherapiedosis) wurde immer diejenige Dosis bezeichnet, unter der sich eine Symptomunterdrückung bzw. -besserung gerade noch halten ließ, wahrscheinlich als eine untere Schwellendosis, für die die Wirksamkeit noch erreicht wurde und das Nebenwirkungsprofil günstiger als in der Akuttherapie und für den Patienten als Langzeitbehandlung akzeptabel erschien. Als Erhaltungstherapie hat man dann immer 50 Prozent bis zwei Drittel der therapeutischen Dosierung gewählt, also 75 bis 100 mg Amitriptylin für die Erhaltungstherapie bei sonstiger therapeutischer Dosis von 150 mg, ähnlich 75 bis 100 mg Maprotilin für die Erhaltungstherapie. Eine rasche Dosisreduktion (wenn nicht gar Absetzen nach wenigen Wochen nach stationärer psychiatrisch-psychotherapeutischer Behandlung) führt zu Verschlechterungen und erhöhten Rückfallraten wegen unzureichenden therapeutischen Schutzes.

Bei den neueren Antidepressiva ist aufgrund des für die Lebensqualität besseren Nebenwirkungsprofiles, das auch eine einfache Fortführung der therapeutischen Dosis ermöglicht, und bei manchen Substanzen auch aufgrund der Möglichkeit der Einmalgabe dieses Problem weitgehend gelöst. Man nimmt die therapeutische Dosis von 40 mg Escitalopram oder 20 mg Paroxetin oder 60 mg Mirtazapin weiter, um nur drei Substanzen zu nennen. Das ganze Setting der Medikation hat sich dadurch vereinfacht und ist auch ein Stück entritualisiert worden.

Während früher in der Psychotherapie eines depressiven Patienten, der gleichzeitig Antidepressiva erhielt, die antidepressive Medikation, die dadurch erlittenen Einschränkungen und die Nebenwirkungen immer wieder zum Thema machten und psychotherapeutische Arbeit schwierig machten, ist heute in einer längerfristigen Psychotherapie die gleichzeitige Gabe eines Antidepressivums Teil des langfristig angelegten therapeutischen Prozederes, aber nicht mehr Gegenstand nahezu jeder Therapiesitzung. Man kommt weg vom Management von Wirkung und Nebenwirkung und hin zur Biografie, zur Psychodynamik, zu den Wechselwirkungen von Persönlichkeit und lebenssituativen Entwicklungen.

Die »übliche« *stationäre Verweildauer* für die Behandlung eines depressiv kranken Menschen liegt zwischen acht und zwölf Wochen (Wolfersdorf u. a. 2003), wobei hier einzubeziehen ist, dass die Verweildauer auch durch die körperliche Verfassung des Patienten, durch Aspekte wie Alter, internistische Mitbehandlung, Vorbehandlungen, zusätzliche Erkrankungen usw. mitbestimmt wird. Geht man davon aus, dass eine unkomplizierte depressive Episode üblicherweise etwa vier bis sechs Monate andauert – Patienten sagen häufig, dass sie etwa ein Jahr insgesamt bräuchten, um wieder »die/der Alte« zu sein –, dann sind acht bis zwölf Wochen stationäre Therapie bei schwerst depressiv Kranken eine angemessene mittlere Behandlungsdauer.

Klinisch spricht man heute von vier bis sechs Wochen Symptombesserung, von weiteren vier bis sechs Wochen zur Stabilisierung und von eventuell noch einmal vier bis sechs Wochen Rückführungszeit in die normalen sozialen Rahmenbedingungen mit systematischer Belastungserprobung. Im ambulanten Bereich sollte man ebenfalls von Behandlungsdauern für die akute Depression von zwei bis vier Monaten ausgehen, eher ein halbes Jahr einkalkulieren und dann, ähnlich nachstationärer Therapie, noch einmal vier bis sechs Monate Erhaltungstherapie anschließen. Insgesamt würde man heute für die Behandlung einer depressiven Episode von Beginn der Diagnostik bis zur Wiedererlangung des vorherigen oder eines neuen Befindlichkeitsstatus acht bis zwölf Monate ansetzen.

Von einer Beendigung (Remission) der depressiven Episode ist im Übrigen nur dann zu sprechen, wenn mindestens acht Wochen deutliche Symptombesserung (Response) und auch ausreichende Stabilisierung unter Alltagsbelastung vorliegen.

Man unterscheidet *drei Behandlungsabschnitte*, die *Akutbehandlung* der depressiven Episode, die *Erhaltungstherapie* mit Rückfall- und Verschlechterungsprophylaxe sowie die *Dauer-* oder *Langzeittherapie* (siehe Abbildung »Therapieabschnitte: Akut-/Erhaltungstherapie und Rezidivprophylaxe«).

Therapieabschnitte: Akut-/Erhaltungstherapie und Rezidivprophylaxe

(nach Kupfer 1991)

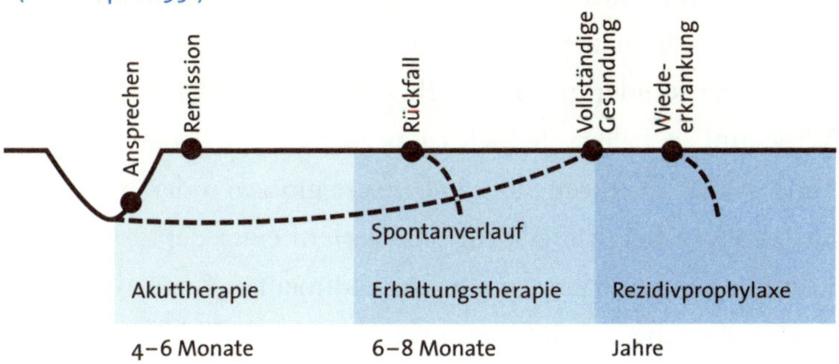

Zur medikamentösen Rückfallvorbeugung und Dauertherapie

Auf die Notwendigkeit und Sinnhaftigkeit längerfristiger Therapie wurde oben bereits eingegangen. An dieser Stelle einige Anmerkungen zur langfristigen Verordnung von Antidepressiva bzw. zum Einsatz von sogenannten Phasenprophylaktika (zum Beispiel Lithium, Carbamazepin, Valproat, Lamotrigin).

Geht man davon aus, dass bei unipolaren Depressionen eine fünfzigprozentige Wahrscheinlichkeit besteht, nach einer Episode ein zweites Mal zu erkranken, nach zwei Episoden diese

Wahrscheinlichkeit bereits auf über 70 Prozent ansteigt und nach drei Episoden nahezu hundertprozentig mit einer erneuten Erkrankung zu rechnen ist, dann stellt sich die Frage nach der Prophylaxe ganz eindringlich. Allerdings muss man auch sagen, dass hier der derzeitige Wissens- und Forschungsstand zu wünschen übrig lässt. Zwar verfügen wir im Bereich der Psychopharmakotherapie mit Lithium über ein nun schon traditionelles sogenanntes Phasenprophylaktikum, dessen Schwerpunkt heute als Mittel der ersten Wahl bei der manisch-depressiven Erkrankung (bipolare affektive Störung) liegt. Auch die Antikonvulsiva Carbamazepin, Valproinsäure und Lamotrigin sind mehr oder minder gut hinsichtlich ihrer rückfallvorbeugenden Wirksamkeit belegt. Jedoch ist bezüglich der Bedeutung psychosozialer Faktoren von Lebensereignissen oder auch von chronischen Belastungen für den Verlauf einer depressiven Erkrankung unser Wissen noch sehr rudimentär. Ganz abgesehen davon, dass die Behandlungsangebote für rezidivierend depressiv kranke Menschen unter den Möglichkeiten der Finanzierung von Psychopharmakotherapie, Psycho- und Soziotherapie im Alltag doch sehr eingeschränkt sind (Bauer u. a. 2005; Wolfersdorf u. a. 2005).

Bei bipolaren, also manisch-depressiven affektiven Erkrankungen ist die *Lithiumprophylaxe* (Felber 1993) nach zwei Krankheitsepisoden (mindestens eine manische Episode) angebracht, wenn diese Episoden deutlich ausgeprägt sind, und zwar mit sozialen Beeinträchtigungen: zum Beispiel in der manischen Episode soziale Auffälligkeit, Beeinträchtigung der Arbeitsfähigkeit, Arbeitsplatzverlust, die depressive Episode mit ausgeprägter Symptomatik, eventuell mit Wahn und Suizidalität. Die Kriterien für eine Lithiumprophylaxe sind bekannt: Anzahl von bisherigen affektiven Phasen, möglichst gut abgesetzt; Zuverlässigkeit des Patienten; Ausschluss möglicher Neben- oder Wechselwirkungen mit einer anderen Pharmakotherapie; kein höheres Lebensalter; keine Beeinträchtigungen von EEG, EKG und Schilddrüsenfunktion.

Auch das Nebenwirkungsprofil von Lithium ist in der Praxis längst bekannt: in der Einstellungsphase leichter Tremor der Hände, der im Laufe der Zeit oder unter Reduktion besser wird und verschwindet; Gewichtszunahme; erhöhter Durst sowie eine Beeinträchtigung der Schilddrüsenfunktion mit der Notwendigkeit einer Substitution. Das Problem beim Lithium besteht unter anderem in einem sehr schmalen Bereich zwischen normaler Dosierung und Intoxikation, sodass die regelmäßige Kontrolle des Lithiumspiegels unbedingt notwendig ist. Dies führt bei manchen Patienten zu dem Gefühl der lebenslangen Abhängigkeit.

Bei der unipolaren Depression würde man heute an erster Stelle für die Langzeitbehandlung dasjenige Antidepressivum nehmen, das auch in der Akuttherapie der depressiven Episode geholfen hat, und mindestens drei bis fünf Jahre im Sinne der Rückfallprophylaxe unverändert oder in Erhaltungstherapiedosis fortsetzen. Zur Diskussion stehen ansonsten als Phasenprophylaktika Lamotrigin und Valproat.

Anmerkungen zur Therapie mit Antidepressiva

Auf einige *Besonderheiten* beim Umgang mit Antidepressiva sei noch hingewiesen.

Absetzen von Antidepressiva ▷ Von einer Besserung der Depression kann erst dann gesprochen werden, wenn mindestens acht Wochen stabil eine deutliche Symptomreduktion (»Remission«) erzielt ist. Danach ist, wie oben ausgeführt, auch bei einer üblichen depressiven Episode und insbesondere bei einer Ersterkrankung mindestens noch vier bis sechs Monate, insgesamt also acht bis zwölf Monate Gesamtbehandlungsdauer anzustreben.

TIPP **Wenn das Absetzen eines Antidepressivums geplant ist, dann besser nicht in einer »depressiogenen« Zeit, also nicht im Herbst und Winter.**

Grundsätzlich sollten Antidepressiva ausschleichend abgesetzt werden, um Absetzeffekte zu vermeiden. So kann es zu Unruhezuständen wegen der fehlenden Sedierung, zu Wiederauftreten vegetativ-depressiver Symptomatik wegen Wegfall der Symptomunterdrückung, zu psychisch bedingten Ängsten und Verunsicherungen durch die Sorge um erhöhte Anfälligkeit beim Wegfall eines Wiedererkrankungsschutzes oder auch zu einer Art deliranter Symptomatik bei zu raschem Absetzen von klassischen Trizyklika kommen.

In einer Absetzphase sollte der Patient grundsätzlich häufiger und regelmäßig von seinem Arzt gesehen werden. So kann man Antidepressiva in 25-mg-Schritten reduzieren, SSRI, die in Einmal-Dosierung gegeben werden, halbieren und man kann zwischendurch auch, bei entsprechender Notwendigkeit, beim Auftreten von Ängsten auf einen Benzodiazepin-Tranquilizer, auf ein Phytopharmakon zur vegetativen Stabilisierung unterstützend zurückgreifen oder auch kurzfristig auf jene Dosis des Antidepressivums zurückgehen, die noch eine Symptomunterdrückung erzielte; Letzteres ist für den Patienten das angenehmste, da der Körper die Substanz kennt.

Hat ein Patient bereits früher depressive Episoden erlitten, dann hilft die Kenntnis des damaligen Besserungsverlaufes und des Verlaufes während der Absetzphase.

Absetzen von Lithium oder einem anderen Phasenprophylaktikum ▷ Patienten, die über lange Jahre hinweg Lithium oder ein anderes Phasenprophylaktikum eingenommen haben, äußern immer wieder die Überlegung (dahinter steht dann auch der Wunsch), wie es ohne das Prophylaktikum wäre. Hierfür gibt es eigentlich nur zwei einigermaßen verbindliche Regeln, nämlich:

1. Was bisher geholfen hat, im Sinne der Rezidivprophylaxe, sollte so lange wie möglich genommen und nicht voreilig abgesetzt werden.
2. Wenn ein Absetzen notwendig ist, dann ein langsames Ausschleichen, wobei für das Absetzen von Lithium aus der eigenen klinischen Erfahrung und der Literatur ein Ausschleichen über ein halbes bis Dreivierteljahr hinweg mit regelmäßigen Kontrollen und Therapiekontakten notwendig ist. Das sollte auch für andere Stimmungsstabilisatoren gelten.

Es besteht heute der Verdacht, dass bei einem voreiligen Absetzen von Lithium zum einen die Bereitschaft, erneut manisch zu dekompensieren, besonders groß ist, zum anderen danach die Ansprechbarkeit auf eine erneute Lithiumgabe reduziert ist und die Gefahr eines »rapid cyling« besteht, d. h. eines raschen und sich wiederholenden Auftretens von manieformen und depressiven Episoden innerhalb kürzester Zeit.

MERKE **Das Absetzen eines Medikaments ist eine therapeutische Handlung und braucht Zeit, oft viel Zeit!**

Die obigen Ausführungen beziehen sich auf unipolare Depressionen. Unabhängig davon sollen natürlich auch einige Anmerkungen zur Behandlung depressiver Erkrankungen im Rahmen *bipolarer (manisch-depressiver) affektiver Störungen* gemacht werden. Eines der Behandlungsprobleme ist die Gefahr des Umkippens in eine Hypomanie bzw. Manie unter antidepressiver Medikation.

Es gibt das Phänomen des Umkippens in eine Hypomanie bzw. Manie schon lange, auch vor und in der Elektrokrampftherapie-Ära, und nicht nur seit es Antidepressiva gibt. Klinisch drängt sich der Verdacht auf, dass insbesondere klassische trizyklische Antidepressiva mit ausgeprägter Antriebssteigerung häufiger ein Umkippen in eine Hypomanie bzw. Manie fördern. Unter SSRI wurde dies zwar ebenfalls beobachtet, jedoch in einem deutlich geringeren Ausmaß.

Unter ambulanten Behandlungsbedingungen kann eine derartige hypomane Schwankung oder Nachschwankung sehr leicht als Besserung verkannt werden. Hypomanien gehen mit einer leicht euphorisch angehobenen Gestimmtheit und mit einer fast durchgehend positiven Einstellung dem Leben und der eigenen Leistungsfähigkeit gegenüber einher und fallen im sozialen Umfeld nur vertrauten Personen auf. Fremde würden jemanden als »gut drauf« oder »unverschämt« erleben, jedoch nicht an ein Ereignis mit Krankheitswert denken. Eines der Probleme ist dann, dass bereits in der Hypomanie die sozialen Verhaltensweisen »vergröbern« und sonst im Umgang mit anderen Menschen sehr sensible Patienten plötzlich »grob« werden, zum Beispiel sexuell anzügliche Witze reißen, was sie sonst nicht tun, sich sportlich völlig überschätzen, sich im Gespräch mit

Vorgesetzten am Rande der Unverschämtheit bewegen, also in den feineren interaktionellen Begegnungsformen vergröbern.

Das Behandlungsproblem ist, dass kein derartiger Patient irgendeine Veranlassung sieht, dies als krankhaft zu bezeichnen, oder sich als hilfe- bzw. behandlungsbedürftig ansieht. Als praktisches Prozedere werden hier die Rücknahme des Antidepressivums empfohlen und die Kombination mit Valproinsäure oder Carbamazepin. Erste Zeichen eines derartigen Switch können etwa morgendliches Früherwachen bei kurzer Schlafdauer ohne Depressivität oder ohne Antriebsstörung sein, etwa: »Ich habe Briefe geschrieben, die ich schon längst schreiben wollte«, »Ich bin dann joggen gegangen und das hat mir Spaß gemacht«, also biologische Aktivität, obwohl man eigentlich zu müde sein müsste. Dann fallen Logorrhoe auf, ein Rededrang mit zunehmendem Assoziationsreichtum, mit gewisser Sprunghaftigkeit, mit Nicht-ausreden-lassen-Können anderer, Inswortfallen, »Respektlosigkeit«, anzüglichen Bemerkungen gegenüber Frauen oder auch umgekehrt Männern gegenüber usw.

BEISPIEL Ein schwer depressiver Patient, mit einer bereits bekannten manisch-depressiven Erkrankung, erfuhr unter Clomipramin-Infusionen eine relativ rasche und gute Besserung der Symptomatik. Alles freute sich, die Sprechstundenhilfe empfand es sogar als besonders gutes Zeichen, dass der Patient ihr bei der letzten Infusion mit Antidepressiva mit der Hand auf den Po klopfte, weil er sie »erotisch« fand und dies auch sagte. Was dem Arzt nicht bekannt war, war, dass der Patient am selben Tag drei nagelneue weiße Mercedes bestellte, dies auch nicht zu Misstrauen in der Autofirma führte, weil es sich um einen bekannten wohlhabenden Bürger handelte, dass der Patient weiterhin auf einer Probefahrt mit einem Mercedes eine ihm bekannte alte

Frau nötigte in das Auto zu steigen und, um ihr etwas Gutes zu tun, sie zwei Stunden lang in der Gegend umherfuhr, was sie überhaupt nicht wollte. Der Patient war jedoch so von seiner »guten Tat« überzeugt, dass er dies gar nicht wahrnahm. ■

BEISPIEL Eine 39-jährige Patientin »kippte« im Rahmen einer ambulanten antidepressiven Therapie mit einem SSRI und gleichzeitiger Psychotherapie in eine hypomane Gestimmtheit um, vollzog – ohne den Therapeuten einzubeziehen –, da seit langen Jahren in einer ambivalenten ehelichen Beziehung, plötzlich die Trennung, indem sie ihren Ehemann aus der gemeinsamen Wohnung hinauswarf, und beendete ihr Arbeitsverhältnis, weil sie sich mit dem Chef ohnehin nie verstanden hatte. Sie fand das alles völlig in Ordnung, fühlte sich gut dabei und meldete sich in der Volkshochschule für mehrere Malkurse an, weil sie dieses Jugendhobby wieder pflegen wollte. Ihrer Umgebung fiel sie durch ein im Vergleich zur Depression gutes und attraktives Aussehen auf, wodurch sie Unterstützung erfuhr und keinerlei Anstalten machte bzw. machen konnte, sich um die Realität ihrer Lebenssituation zu kümmern. ■

Natürlich gibt es auch ein psychogenes kompensatorisches oder, wie man es auch immer nennen möchte, positives überschwängliches Lebensgefühl bei jemandem, der gerade aus einer Depression »auftaucht«. Und ein solches sollte nicht gleich als Hypomanie oder als Manie mit Behandlungsbedürftigkeit etikettiert werden. So kaufte sich einmal eine 45-jährige Patientin unserer Klinik, die eine schwere Depression mit einem Suizidversuch überlebt hatte, an einem heißen sonnigen Sommertag einen großen roten Hut. Der Ehemann befürchtete eine »Manie«, die Patientin war dankbar und voller Lebensfreude, ein »switch« hatte nicht stattgefunden.

MERKE Für Angehörige ist ein solches »Umkippen« oder eine hypomane Nachschwankung am ehesten aus der nun ungewohnt euphorischen Stimmung, dem Tatendrang oder auch aus dem ihnen nicht »passend« erscheinenden Verhalten erkennbar. Sie sollten unbedingt mit dem behandelnden Arzt sprechen.

Zu den soziotherapeutischen Aufgaben zählt die *Psychoedukation* für Patienten wie auch für die Angehörigen, und zwar vorrangig mit der Zielrichtung, Informationen über die Erkrankung, Krankheitsbewältigung und Rezidivprophylaxe zu geben. Zu diesem Therapieansatz gehört zudem die konkrete klassische *Sozialarbeit*, nämlich Hilfe bei der Bewältigung chronischer Belastungen im Lebensumfeld, Unterstützung und Begleitung bei Arbeitsplatzproblemen, bei der gestuften Wiedereingliederung oder bei einer vorzeitigen Berentung. Zuzurechnen sind schließlich auch *sozioedukative Trainingsmaßnahmen*, wie das Erlernen der Regelung eigener Finanzen, die Selbstversorgung oder auch fürsorgerische Maßnahmen für alte depressiv Kranke, wenn diese etwa wegen Vereinsamung und Isolation in ein Altenheim müssen.

Auch im stationären Rahmen kommt den Sozialpädagogen und Sozialarbeiterinnen die Aufgabe zu, zu Belastungstrainings mit dem Patienten nach Hause zu fahren, sich dort umzusehen, Anleitung zu geben, sich ein Bild von der Lebensfähigkeit des Patienten und seiner Integration in das Umfeld und seiner Beziehungen zur Familie zu machen sowie daraus abgeleitet wiederum therapeutische Überlegungen und Konsequenzen mit einzubringen. In den letzten zwei Jahrzehnten sind auch in Deutschland fast überall Selbsthilfegruppen für depressiv Kranke entstanden. Die meisten »Depressionsstationen« in deutschen Fachkrankenhäusern für Psychiatrie und Psychotherapie arbeiten mit »Selbsthilfegruppen für Depressive« zusammen bzw. haben eigene gegründet. So bildet heute die Selbsthilfe eine wichtige vierte Säule im Strauß der therapeutischen Möglichkeiten und Notwendigkeiten. Letztlich handelt es sich darum, die Eigenverantwortung für sich und die eigene Erkrankung zu übernehmen, diese mit zu gestalten und Krankheitsbewältigung gemeinsam zu leisten.

Neuerdings werden *Selbsthilfegruppen* zur Verbesserung von Rezidivprophylaxe angeführt, wobei es sich hier um eine gegenseitige Stabilisierung in einer Gesprächs- und Aktivitätengruppe handelt. Viele der Selbsthilfegruppen für Depressive (etwa »Equilibrium« in der Schweiz) betonen ausdrücklich die gleichzeitige Mitbehandlung durch einen Psychiater oder Psychotherapeuten.

Etwa 70 Prozent aller akut depressiv kranken Menschen erfahren eine deutliche Symptombesserung mit Wiederherstellung ihrer Leistungsfähigkeit in der Arbeitssituation (Ausbildung, Haushalt, Erwerbssituation). Allerdings kann es eine Reihe von Problemen bei der Wiedereingliederung geben. Die wichtigste sich heute anbietende Möglichkeit der Rückkehr in den Erwerbsprozess ist die »gestufte Wiedereingliederung«. Dabei ist allerdings wichtig, dass es sich um eine wirklich gestufte Wiedereingliederung handelt, die über Monate hinweg von zum Beispiel 50 auf 70 Prozent nach vier Wochen, dann auf 80 Prozent nach weiteren vier Wochen und dann auf 100 Prozent steigt. Die Furcht vor dem Scheitern, aber auch konkret unzureichende Symptombesserung bei fehlender Stabilität und Belastbarkeit können in dieser Zeit sehr rasch zu einem Rückfall und damit zu einem erneuten Auftreten der depressiven Symptomatik führen. Dies ist in vielen Fällen sicher vermeidbar, allerdings können sich belastende, negative Lebensereignisse auf den Prozess der Besserung und auf die Belastungsfähigkeit immer negativ auswirken. So geht man davon aus, dass das Eintreffen von zwei belastenden Ereignissen im Jahr nach dem Abklingen einer depressiven Erkrankung mit einem hohen Risiko von Wiedererkrankung einhergeht. Gerade deswegen ist auch die kontinuierliche ambulante psychiatrisch-psychotherapeutische und auch pharmakologische Erhaltungstherapie notwendig.

Zur Frage der Wiedereingliederung depressiv kranker Menschen gibt es sehr wenig konkrete Empfehlungen (Wolfersdorf u.a. 2005; Wolfersdorf 2007). Irrtümlicherweise wird immer angenommen, dass eine ausreichende Symptombesserung bereits die Wiederherstellung der Leistungsfähigkeit garantiert. Dabei weiß es der Volksmund bereits am Modell der echten Grippe, dass man nach einer Woche Fieber noch mindestens eine Woche der Erholung benötigt, um sich wenigstens wieder einigermaßen belasten zu können. Symptombesserung ist also die eine Voraussetzung für Leistungsfähigkeit, die andere ist die »Belastbarkeit« oder Stabilität, das heißt, nicht rückfällig zu werden, wenn es um die normalen oder über das Normale hinausgehenden Belastungen am Arbeitsplatz geht. So wäre beispielsweise ein gut gebesserter Personalchef einer großen Behörde letztlich nicht belastbar, wenn er zwar symptomgebessert aus der Depression herausgekommen ist, in der ersten Besprechung mit seinen Mitarbeitern im Zusammenhang mit einer kritischen Anmerkung unruhig wird, den Überblick und die Konzentration verliert, die Konferenz verlassen muss und mehrere Tage lang Schlafstörungen aufweist und sich zurückzieht. Belastbarkeit heißt also: Symptomfreiheit/-armut auch unter alltäglicher Berufsbelastung. Einige Probleme bei der Wiedereingliederung sind in den beiden folgenden Tabellen zusammengefasst.

Probleme bei Wiedereingliederung von Depressiven in den Erwerbsprozess

Unzureichende Symptombesserung

weitere therapeutische Begleitung, im Einzelfall medizinische Reha (Problem: der Arbeitsplatz liegt weiter entfernt!)

Evtl. ergotherapeutische Leistungserprobung vorausschicken!

Unzureichende Belastbarkeit

Patient reagiert bei Belastung mit erneuter Symptombildung und Insuffizienz

Eingeschränkte Reaktionsfähigkeit

Problem Straßenverkehrstüchtigkeit, Fähigkeit Maschinen zu führen, berufsbedingte Belastungen

Überdauernde affektive Herabgestimmtheit und Antriebsreduktion

Stigmatisierung und zusätzliche, erneut krankheitsfördernde Kränkung durch

Rückstufung, Versetzung u. Ä., belegbare Einschränkung der Leistungsfähigkeit

Konzentrationsfähigkeit, Vitalitätsverlust etc.

Beurteilung von Leistungsfähigkeit bei Depressiven

(Prozedere aus klinischer Sicht)

Für Wiederherstellung der Leistungs- / Erwerbsfähigkeit ist Folgendes erforderlich:

Ambulante bzw. stationäre Therapie der akuten Depression muss zufriedenstellend abgeschlossen sein (härtestes Kriterium: volle Remission und acht Wochen Symptomfreiheit)!

Mittel- und langfristige psychiatrisch-psychotherapeutische Behandlung (Continuation, Maintencance) muss sichergestellt sein!

Bei Unklarheit »ergotherapeutische Leistungsdiagnostik« voranstellen vor Arbeitsaufnahme!

Belastbarkeit zu Hause (z. B. Tagesablauf, Durchhaltevermögen, Morgentief, Belastbarkeit durch Kinder, Enkel, Partner, im Sport, Alltagsabläufe usw.; evtl. Fremdanamnese!) muss gegeben sein!

Gestufte Wiedereingliederung muss geplant sein!

Medikamentöse Therapie beachten, Compliance muss gegeben sein!

Arbeitgeber / Personalabteilung sowie sozialpsychiatrisch-therapeutische Begleitung am Arbeitsplatz (»place and train«) müssen einbezogen sein.

Depressiv kranke Menschen haben selbst ein gutes Gespür für ihre wiedererlangte alte bzw. besser »neue« Belastbarkeit. Aus stationärer Depressionsbehandlung weiß man heute, dass Patienten, die zögerlich, ängstlich, mit eingeschränkter Perspektive und ohne Zutrauen zur eigenen Belastbarkeit nach Hause entlassen werden, vielleicht sogar noch ohne Klärung der häuslichen Belastungssituationen, ein hohes Rückfallrisiko mit sich tragen. Der depressiv kranke Mensch, der ausreichend symptomgebessert, zwar zurückhaltend und etwas nachdenklich, aber eigentlich guten Mutes wieder auf seine zukünftige Arbeitssituation schaut und sich auch eine ausreichende Wiedereingliederungszeit nimmt (nehmen kann), wird sich auch in der neuen Situation ausreichend stabil symptomarm bewähren und wieder in den Arbeitsprozess hineinfinden.

MERKE **Viele ehemals depressive Patienten, die wieder in ihre Arbeitsposition gegangen sind, sind der Ansicht, es benötige ein gutes Jahr, bis sie wieder die »Alten« bzw. (was uns lieber ist) die »Neuen« sind.**

Für die Wiedereingliederung in den Erwerbsprozess sind Symptombesserung und Belastbarkeit Voraussetzungen. Hinzu kommt die Frage der (durch die Medikamente einschränkten) Reaktionsfähigkeit zum Beispiel im Straßenverkehr oder bei Berufen, in denen die Führung einer Maschine erforderlich ist. Ein besonders schwieriges Kapitel stellen Situationen dar, in denen es aufgrund der depressiven Erkrankung zu einer Rückstufung oder Versetzung gekommen ist bzw. diese angekündigt wird. Das wird gerade von depressiv kranken Menschen als sehr stigmatisierend empfunden und kann zu einer erneut krankheitsauslösenden bzw. -fördernden Kränkung des Selbstwertgefühles werden. Hier ist es sinnvoll, mit dem jeweiligen Betriebsarzt und auch mit dem Personalrat bzw. der Leitung der Personalabteilung vertrauensvoll zusammenzuarbeiten, um den Wiedereingliederungsprozess erfolgreich planen zu können.

Betrachtet man die Faktoren, die den kurz- bzw. langfristigen Verlauf einer Depression beeinflussen (siehe Tabelle »Faktoren, die den kurz- bzw. langfristigen Verlauf einer Depression beeinflussen«), dann muss man zum einen festhalten, dass, so die alte Klinikerweisheit, Depressionen, die bisher schon häufig aufgetreten sind, auch zukünftig mit hoher Wahrscheinlichkeit wieder auftreten. Ein adäquate Rückfall- bzw. Verschlechterungsprophylaxe sowie eine adäquate Therapie einer gleichzeitig vorhandenen körperlichen Erkrankung oder auch einer weiteren psychiatrischen Erkrankung verbessern die Prognose bezüglich zukünftiger depressiver Episoden. Aus einer Reihe von Untersuchungen (Steiner u.a. 1992; Wolfersdorf u.a. 2005; Wolfersdorf/Heindl 2003) ist bekannt, was relevante Faktoren für den weiteren Verlauf behandelter depressiv kranker Menschen sind:

- das Auftreten von negativen Lebensereignissen im nachfolgenden Jahr der Erkrankung bzw. stationären Behandlung,
- der Entlassungswert des Beck-Depressionsinventars, also die subjektiv erlebte Symptomatik (unzureichende Besserung erhöht Rückfallrisiko) zum Zeitpunkt der Entlassung aus stationärer Behandlung,
- die Belastungen in verschiedenen Lebensbereichen (Beziehung, Arbeit und Beruf) sowie
- die Dauer der bisherigen Episoden einer depressiven Störung.

Sodann ist bekannt, dass das Vorhandensein einer unterstützenden, positiv erlebten Beziehung, insgesamt Unterstützung im sozialen Umfeld, die Bewältigung objektiv gegebener Belastungen im Arbeits- und Wohnbereich sowie in der familiären Situation positiven Einfluss auf den Verlauf einer Depression haben.

Betrachtet man die obige Liste, dann leitet sich daraus in erster Linie die Notwendigkeit einer längerfristigen Psychotherapie zur Stabilisierung des Selbstwertgefühls, zur adäquaten Verarbeitung negativer Lebensereignisse durch Neubewertung der eigenen Person, der Leistung und Situation sowie die Notwendigkeit soziotherapeutischer Arbeit und langfristiger Begleitung ab. Darüber hinaus konnte U. Zimmermann (1993) zeigen, dass die Rückfallraten unter Antidepressiva im Vergleich zu Placebobehandlung signifikant niedriger waren. Bei einer abgelaufenen und mindestens achtwöchiger Symptomfreiheit bei einer unipolaren Depression gilt die längerfristige Psychopharmakotherapie mit Antidepressiva als Methode der ersten Wahl zur Verhütung von Wiedererkrankung. Hier sind dann sogenannte Compliance- und Nebenwirkungsprobleme zu besprechen, wobei sich die neueren Antidepressiva aufgrund ihres für Lebensqualität und Sozialkontakt sowie Arbeitsfähigkeit günstigeren Nebenwirkungsprofiles für die Langzeitprophylaxe anbieten. Für die Langzeittherapie werden drei bis fünf Jahre genannt, eigene Erfahrungen (mit schweren Depressionen) verweisen auf deutlich längere Zeiträume (zehn Jahre und mehr).

Bei wiederkehrenden Depressionen oder auch bei bipolaren affektiven Erkrankungen, also depressiven Störungen, die auch mit hypomanischen oder manischen Episoden einhergehen, werden Lithium, Valproinsäure, Carbamazepin und Lamotrigin für die pharmakotherapeutische Rückfall- und Verschlechterungsvorbeugung empfohlen. Auch hier geht es dann um Nebenwirkungsprobleme, welche wieder die Compliance, das heißt die Einnahmezuverlässigkeit des Patienten, beeinflussen.

Faktoren, die den kurz- bzw. langfristigen Verlauf einer Depression beeinflussen
bisheriger Verlauf
adäquate Erhaltungstherapie, Rezidiv- bzw. Verschlechterungsprophylaxe (Psycho-und Pharmakotherapie)
adäquate Therapie körperlicher Erkrankungen
adäquate Therapie psychiatrischer Komorbidität
stabiles bzw. stabilisiertes Selbstwertgefühl
Vorhandensein einer positiv erlebten Partnerschaft
Vorhandensein einer unterstützenden Beziehung
Unterstützung im sozialen Umfeld
Bewältigung objektiv gegebener Belastungen im Arbeits- und Wohnbereich bzw. Hilfe dabei
Entlastung im familiären Bereich (Mehrfachbelastungen Kinder / Haushalt / Beruf)
Erwerb sozialer Kompetenz
Reduktion (soweit vorhersehbar) von negativen Lebensereignissen
Veränderung von depressiven / depressiogenen Denkschemata bzw. Neubewertung von Person, Leistung, Situation

Chronische Depression

Im Rahmen der Überlegungen zur Langzeittherapie noch eine kurze Ausführung zur sogenannten chronischen Depression. Als Erstes wäre hier zu diskutieren, was denn überhaupt unter einer »chronischen Depression« zu verstehen ist.

Ein Patient fragte vor kurzem: »Habe ich eine chronische Depression?«, und meinte auf Nachfragen, dass »chronisch« für ihn »unheilbar« hieße, es wäre keine Hilfe mehr möglich, er käme nie mehr aus der Depression heraus usw. Er wirkte dabei natürlich sehr erschrocken und ängstlich.

Im klinischen Alltag wird der Begriff »chronisch« unterschieden von dem Begriff »therapieresistent« und bedeutet, dass eine depressive Symptomatik mindestens zwei Jahre anhält, wobei eine Unterbrechung von weniger als zwei Monaten erlaubt ist. Im Wesentlichen handelt es sich also um ein Zeitkriterium, nämlich die *Dauer einer depressiven Episode* von zwei und mehr Jahren, was nicht mit »Therapieresistenz«, mit »Unheilbarkeit«, mit »mir kann niemand mehr helfen« gleichgesetzt werden darf. Eine »chronische« Depression kann *primär* auftreten, das heißt, es kann eine erste depressive Erkrankung mit Vorlaufzeit zwei Jahre lang dauern. Außerdem besteht der Verdacht, dass eine unzureichend behandelte depressive Symptomatik zu einer Verlängerung der Erkrankung führt (WOLFERSDORF/HEINDL 2003).

Weiterhin kann es nach einer depressiven Episode zum Verbleib einer sogenannten *Restsymptomatik* kommen, bei der es sich im Wesentlichen um eine unzureichende Aufhellung der depressiven Herabgestimmtheit und um eine verminderte Antriebslage, das heißt eine fehlende Rückkehr zur gesunden Antriebslage und Gestimmtheit handelt. Manche Patienten sagen ganz klar, dass sie wieder schlafen können, dass sie arbeitsfähig sind, aber dass der Appetit oder ihr sexuelles Verlangen reduziert sei, sie könnten sich noch nicht so richtig freuen, und wenn man sich nicht freuen könne, dann habe man auch nicht so viel Lust, etwas zu tun. Diese »episodenüberdauernde Restsymptomatik« kann nun verschiedene Konsequenzen haben. Zum einen kann sie Anlass einer weiteren Arbeitsunfähigkeit mit der Notwendigkeit einer vorzeitigen Berentung wegen Erwerbsunfähigkeit werden. Zum anderen kann sie zu einer Reduktion der Arbeitsfähigkeit, damit also zur Teilzeittätigkeit führen.

Vielfach ist zu lesen, dass chronisch depressiv Kranke oft

eher leicht bis mittelgradig stark depressiv seien. Dies ist so nicht aufrechtzuerhalten. Auch bei der chronischen Depression gibt es schwer ausgeprägte Verlaufsformen, wobei heute die wenigsten depressiv Kranken längerfristig in stationärer psychiatrisch-psychotherapeutischer Behandlung verbleiben müssen. Die Möglichkeiten der Psychopharmakotherapie, unterstützt durch Soziotherapie sowie psychotherapeutische Begleitung, erlauben eine ausreichende Symptombegrenzung, sodass der Betroffene durchaus zu Hause leben kann.

Nun muss »chronisch depressiv« auch nicht heißen, dass ein Mensch immer depressiv krank ist und nie mehr aus der aktuellen Episode herauskommen wird. Meine eigene klinische Erfahrung hat mir immer wieder Beispiele gezeigt, in denen eine deutliche Besserung bis zur Symptomfreiheit auch nach drei oder vier Jahren noch auftrat. In der älteren psychiatrischen Literatur werden auch Patienten beschrieben, die nach Jahren noch eine deutliche Besserung zeigten.

Ein Mensch mit einer chronischen Depression, der noch keine spezifische stationäre psychiatrisch-psychotherapeutische Behandlung hatte, sollte sich, bevor er berentet wird oder sich langfristig mit der chronischen Depression quält, in eine stationäre Behandlung begeben, um die verschiedenen therapeutischen Möglichkeiten von biologischer, psychologischer und soziotherapeutischer Seite gleichzeitig nutzen zu können. Hier sind heute auch bei der Psychopharmakotherapie sogenannte Augmentationsbehandlungen möglich, d.h. die Kombination von Antidepressiva mit Lithium, mit einem Schilddrüsenhormon oder mit einem Neuroleptikum. Möglich sind auch Serumspiegelmessungen (»Drug-Monitoring«), ob überhaupt ausreichend Antidepressivum im Blut vorhanden ist; möglich ist unter

Umständen auch eine Elektrokrampftherapie, wenngleich sie sehr umstritten ist.

Als »therapieresistent« wird eine Depression bezeichnet, die auf keine therapeutische Intervention anspricht, wobei mit »therapeutischer Intervention« gemeint ist, dass Antidepressiva – meist zwei Behandlungsansätze von mindestens acht Wochen in ausreichender Dosierung, unter Serumspiegelkontrolle, bei zuverlässiger Einnahme und zwei Substanzen unterschiedlicher chemischer Struktur – keinerlei Symptombesserung oder nur eine partielle Rückbildung auf der Symptomebene erbracht haben. Auch hier darf von »Therapieresistenz« erst dann gesprochen werden, wenn sich jemand gegen sämtliche Therapiemethoden, also auch aus dem Bereich der Psychotherapie, »resistent« zeigt.

MERKE **Bei wem sich die Depression lange Zeit trotz intensiver therapeutischer Bemühung nicht bessert, der sollte durchaus auch den Arzt oder Psychotherapeuten wechseln, denn häufig spielt eben auch eine »persönliche Passung« eine große Rolle. Oder er sollte sich in stationäre Spezialbehandlung (Depressionsstationen) begeben.**

In der Therapie der »chronischen« Depression gibt es eine bis heute ungeklärte Kontroverse, die wissenschaftlich jedoch kaum bearbeitet ist, nämlich die Frage, ob eine chronische Depression immer wieder wie eine »akute« Depression behandelt werden solle oder ob nicht ein Umstieg auf »Langzeittherapie« bzw. Langzeitbegleitung die bessere Strategie sei.

Nach dem Prinzip der »Akuttherapie« würde man ein depressives Zustandsbild *so lange* mit den unterschiedlichsten Strategien behandeln, bis eine Symptombesserung eintritt – etwa mit einem Wechsel von einem selektiven Serotonin-Wiederaufnahmehemmer zu einem klassischen trizyklischen Antidepressivum, von der oralen zur Infusionstherapie, dann auch Augmentationsstrategien, das heißt kurzfristig Lithium hinzugeben oder ein Schilddrüsenhormon oder auch mit einem Neuroleptikum kombinieren. Noch komplizierter wird das Ganze, wenn man gleichzeitig differenzielle Psychotherapiemethoden anwendet, nämlich etwa von tiefenpsychologisch fundierter Einzeltherapie auf eine Familientherapie wechselt. Allerdings gilt auch heute die Grundregel, bei einer »chronischen Depression« oder einer »Therapieresistenz« zuerst zu fragen, welche Probleme, welche negativen Lebensereignisse, welche chronischen Belastungen es gibt, die das depressive Bild aufrechterhalten, und dann erst nach der Psychopharmakotherapie zu sehen.

Dabei wird heute auch ein Drug-Monitoring empfohlen, also die Kontrolle des Serumspiegels, ob überhaupt genügend Substanz des Antidepressivums im Blut ist, damit genügend Wirkstoff im Gehirn an die Rezeptoren gelangt. Sodann werden bei der Akuttherapie auch nichtpsychopharmakologische biologische Therapiemethoden wie *Schlafentzug* oder auch *Lichttherapie* mit eingesetzt.

Diskutiert man eine »chronische Depression« eher unter einem Verlaufsgesichtspunkt – als eine langfristig verlaufende und langfristige Therapie benötigende Depression –, so denkt man an Strategien, die die Autonomie des Betroffenen und seine Fähigkeiten stärken, mit der Erkrankung umzugehen, also an Strategien der Langzeitbegleitung nach dem Motto: *Mit der Depression leben lernen.* Dabei habe ich den Eindruck, dass in der ambulanten Praxis letzterer Ansatzpunkt längst, wenn auch unreflektiert, angewandt wird, da die Durchführung zahlreicher Augmentationstherapien und Laboruntersuchungen wenig realisierbar und kostenungünstig erscheint. Eine abschließende Antwort, was der bessere Weg ist – Langzeit-Akuttherapie oder Langzeit-Begleitung –, ist noch nicht gefunden. Zur stationären Aufnahme kommen solche Personen immer erst dann, wenn sie suizidal werden, wenn eine erneute wahnhafte Symptomatik auftritt, wenn völlige Arbeitsunfähigkeit ansteht oder sich insgesamt wieder ein schweres depressives Zustandsbild einstellt (siehe auch Wolfersdorf/Heindl 2003).

MERKE **Sollte in der eigenen Behandlung oder in der eines Angehörigen der Begriff der chronischen Depression fallen, so sollte man deshalb nicht in tiefe Aussichtslosigkeit stürzen. Die Bezeichnung meint ganz und gar nicht, dass es keine Behandlungsmöglichkeit und keine Besserung mehr gebe und dass bei einer hohen Depressivität eines Menschen kein befriedigendes Leben mehr ermöglich sei.**

Die Depression ist auch heute noch jene psychische Erkrankung mit dem höchsten akuten suizidalen Risiko. Neuere Untersuchungen (Wolfersdorf 2000) konnten zeigen, dass bei einer Lebenszeiterkrankung für eine typische depressive Episode nach ICD-10 die Suizidalität bei 4,3 Prozent für alle depressiv Kranken liegt (leichte wie schwere Depressionen); errechnet man jedoch die Suizidrate für schwere depressive Episoden, gelangt man zu 14,4 Prozent. Das bedeutet, dass bei Betrachtung aller depressiven Erkrankungsformen die »Lebenszeitsuizidmortalität« bei etwas über 4 Prozent liegt, während sich die für die Gruppe der Schwerstdepressiven immer noch bei über 14 Prozent befindet. Geht man weiterhin davon aus, dass 40–60 Prozent aller durch Suizid verstorbenen Menschen der Allgemeinbevölkerung zum Zeitpunkt ihres Suizides depressiv waren, dann ergibt sich für die 10 000 bis 11 000 Suizide der letzten Jahre in Deutschland eine Anzahl von ca. 4 000 bis 6 500 Suizidenten mit der Diagnose einer Depression.

Die Suizidrate von Menschen mit Suizidversuch, die gleichzeitig depressiv waren, ist um ein Mehrfaches höher als die von Menschen mit Suizidversuch ohne Depression. Vor diesem Hintergrund ergibt sich eine Risikoliste für suizidales Verhalten, bei der alle depressiv kranken Menschen an erster Stelle stehen. Bei den Patientengruppen mit einem erhöhten Suizidrisiko folgen auf die Depressiven die schizophren erkrankten Personen, sodann Menschen mit schweren Persönlichkeitsstörungen sowie Suchtkranke (siehe Tabelle »Gruppen mit erhöhtem Risiko für suizidales Verhalten«).

Gruppen mit erhöhtem Risiko für suizidales Verhalten
1. Menschen mit psychischen Erkrankungen
Depressive (primäre Depression, depressive Zustände)
Suchtkranke (Alkoholkrankheit, illegale Drogen)
Schizophrenie (m stationärer Behandlung, Rehabilitation)
Persönlichkeitsstörungen
2. Menschen mit bereits vorliegender Suizidalität
Suizidankündigungen (Appell in der Ambivalenz) nach Suizidversuch (10 % Rezidiv mit Suizid)
3. Alle Menschen mit Vereinsamung, mit schmerzhaften, chronischen, einschränkenden Krankheiten, nach Verwitwung
4. Junge Erwachsene oder Jugendliche mit
Entwicklungsplan, Beziehungskrisen (innere Vereinsamung)
Drogenproblemen
familiären Problemen, Ausbildungsproblemen
5. Menschen in traumatischen und Veränderungskrisen
Beziehungslosen. Partnerverlust, Kränkungen
Verlust des sozialen, kulturellen, politischen Lebensraumes
Identitätskrisen
chronische Arbeitslosigkeit
Kriminalität, Z. n. Verkehrsdelikt (z. B. mit Verletzung, Tötung eines anderen)
6. Menschen mit schmerzhaften, chronischen, lebenseinschränkenden, verstümmelnden körperlichen Erkrankungen, insbesondere des Bewegungs- und zentral nervösen Systems, terminalen Erkrankungen mit Siechtum und extremer Pflegebedürftigkeit

Die Frage, warum die *Suizidmortalität* bei der Depression heute noch so hoch ist, ist letztendlich unbeantwortet. Auf die Unterdiagnostik und in der Folge Unterbehandlung depressiver Störungen in der ambulanten Praxis wurde bereits hingewiesen, auch hier ist ein Zusammenhang zu unzureichender Vorbeugung zu vermuten. Deshalb ein paar Worte zu den *Grundregeln psychotherapeutischer Krisenintervention.* Im Prinzip geht es jeweils um die Aspekte:

- Herstellung einer Beziehung,
- Diagnostik von Erkrankung und Suizidalität einschließlich des aktuellen Handlungsdruckes,
- nötige Maßnahmen, die sofort ergriffen werden müssen (»sichernde Fürsorge«: ambulante oder stationäre Therapie, Beziehung),
- psychotherapeutische Krisenintervention,
- Psychopharmakotherapie der Suizidalität sowie
- Basistherapie nach den Regeln der antidepressiven Behandlung (Psychopharmakotherapie, Psychotherapie, Soziotherapie).

Generell muss jeder Arzt um die Suizidalität bei depressiven Patienten wissen, danach fragen und auch präventiv handeln, notfalls unter Anwendung fürsorglich schützender Maßnahmen. Jeder depressive Patient kann Suizidideen und suizidale Krisen haben. Risikogruppen für Suizidalität sind prinzipiell zunächst einmal alle Depressiven und insbesondere sehr hoffnungslose depressive Personen sowie Suchtkranke, Psychosekranke, Menschen in Krisen – situativ etwa Beziehungskrisen, Trennungssituationen, Krisensituationen abhängig vom Lebensalter, Menschen in traumatischen Krisen, wie nach verschuldetem Unfall, nach krimineller Handlung, nach Vergewaltigung, nach Missbrauch. Hinzu kommen Menschen mit lebensbeeinträchtigenden, vor allem schmerzhaften Erkrankungen sowie jene mit früherem suizidalem Verhalten. Grundsätzlich sind dabei hoffnungslose Menschen näher an Suizidalität als solche, die eine Zukunftsperspektive für sich sehen. Kommt bei einer Risikogruppe wie vereinsamte alte Menschen, körperlich kranke Menschen, Menschen mit Trennung, Partnerverlust dann noch Depressivität hinzu, steigt das suizidale Risiko an.

Bei der Diagnostik von Suizidalität sind also *situative Aspekte*, *psychopathologische Aspekte* sowie *Art und Ausmaß von Suizidalität und Handlungsdruck* (siehe Tabelle »Beschreibung von Suizidalität«) zur Entwicklung von Suizidalität zu bedenken. Dabei finden sich bei Depressiven am häufigsten Todeswünsche – »Wenn man mir nicht helfen kann, bleibt mir nichts anderes übrig, als mich einmal umzubringen« – und Suizidideen, während die konkrete Suizidabsicht seltener – geschätzt zwei bis vier Prozent einer klinischen Klientel – vorliegt.

Beschreibung von Suizidalität

Kontinuitätsannahme mit Handlungskonsequenzen: Zunehmende »Sichernde Fürsorge«, Eigenverantwortung, Fremdverantwortung	
Wunsch nach Ruhe, Pause	Eher passive Suizidalität
Unterbrechung im Leben (mit dem Risiko von Versterben)	
Todeswunsch	
Jetzt oder in einer unveränderten Zukunft lieber tot sein zu wollen	
Suizidgedanke	Zunehmender Handlungsdruck, Zunahme des Handlungsrisikos
Erwägung als Möglichkeit	
Impuls (spontan sich aufdrängend, zwanghaft)	
Suizidabsicht	
mit bzw. ohne Plan	
mit bzw. ohne Ankündigung	
Suizidhandlung	Eher aktive Suizidalität
vorbereiteter Suizidversuch, begonnen und abgebrochen (Selbst- und Fremdeinfluss)	
durchgeführt (selbst gemeldet, gefunden)	
gezielt geplant, impulshaft durchgeführt	

Die Suizidprävention bei depressiv Kranken umfasst also die Sicherung der Beziehung im Rahmen des Gesprächs und (bei stationär untergebrachten Patienten) in der Bezugspflege, gefolgt von Entspannung der akuten Situation durch Gespräch in einer reizarmen, ruhigen Atmosphäre, in einem eher ruhigen Raum, Verhinderung der Durchführung einer suizidalen Handlung durch eine engmaschige ambulante oder stationäre Betreuung. Danach steht die Behandlung der psychischen Störung in einer psychotherapeutischen und pharmakologischen Krisenintervention an. Bei drängender und nicht auflösbarer Suizidgefahr steht die schützende stationäre psychiatrische Behandlung an.

Die meisten suizidgefährdeten Menschen versterben unter ambulanten bzw. unter keinen Behandlungsbedingungen. Allerdings muss auch gesagt werden, dass es eine »omnipotente Suizidprävention« nicht gibt, das heißt, dass auch bei optimalen Bedingungen, beim Einsatz adäquater Therapie, bei guten Fürsorge- und Managementbedingungen Suizide nicht immer verhindert werden können. Denn zur Suizidprävention gehört auch der suizidale Patient, dessen Aufgabe darin gesehen wird, seine suizidale Not deutlich zu machen. So wissen wir aus der Patientensuizidforschung, das heißt aus der Untersuchung der Suizide von depressiven und schizophrenen Patienten unter stationären Behandlungsbedingungen, dass sich ca. 30–40 Prozent der späteren Suizidenten im Zeitraum vor ihrem Suizid weder durch Symptomatik noch durch auffälliges Verhalten oder gar durch verbale Hinweise auf ihr erhöhtes suizidales Risiko geäußert haben.

So lässt sich festhalten: Die Verbesserung der Diagnostik von Depression und Suizidalität, klarere und eindeutigere vorbeugende Maßnahmen auf therapeutisch-pflegerischer Seite, auf Patientenseite ein deutlicheres Darstellen suizidaler Not und entsprechender Hilfebedürftigkeit, das wären einige der Beiträge, durch die sich die Suizidprävention bei depressiven Personen erfolgreicher gestalten ließe, als sie es heute ist. Trotzdem, und das macht wiederum »suizidpräventiven« Mut: Die Suizidraten sind seit Mitte der achtziger Jahre zurückgegangen – und das (möglicherweise) in Zusammenhang mit der Verbesserung der Behandlung psychisch Kranker, hier Depressiver, und von Menschen in akuten Krisen.

MERKE **Die Depression ist diejenige Erkrankung mit dem höchsten Suizidrisiko. Deshalb muss jeder depressiv Kranke ganz konkret nach Todeswünschen, Suizidideen und -absichten sowie früheren Suizidversuchen gefragt werden – und zwar direkt und einfühlsam. Suizidalität ist immer ein Notsignal einer unerträglich gewordenen Situation. Hoffnungslosigkeit, Wahnideen, starke Unruhe, seelischer Schmerz, Schlafstörungen, suizidale Krisen und Suizidversuche in der Vorgeschichte sind »Suizidrisikozeichen«. Nicht danach zu fragen ist ein Kunstfehler!**

Da dieses Buch im Wesentlichen auf die Darstellung und Diskussion von schwerst depressiv kranken Menschen abzielt, soll auch ein Wort zur sogenannten wahnhaften Depression gesagt werden. Unter einer »wahnhaften Depression« versteht man eine besonders schwer ausgeprägte depressive Episode, die neben den typischen Symptomen mit »psychotischen« einhergeht, nämlich mit Wahn, Halluzination und/oder Stupor.

»Ich bin schuldig, diese Schuld kann niemals von mir genommen werden, ich bin in die ganze Ewigkeit verdammt, das ist nicht verzeihbar, ich bin ein schlechter Menschen, der schlimmste Mensch, selbst der Tod kann mich nicht mehr retten.« Oder: »Ich habe falsch gebeichtet, falsch kommuniziert, meine Ehe unter falschen Voraussetzungen geschlossen.« – »Meine Familie geht zugrunde, ich verliere das ganze Geld, wir stehen auf der Straße, wir haben nichts mehr zum Leben, wir müssen verhungern.« – »Reden Sie nicht mit mir, Herr Doktor, denn dann sind Sie auch in den Weltuntergang einbezogen. Sehen Sie die zwei Polizisten dort vor der Klinik stehen, die sind wegen mir hier, die beobachten mich, weil ich schuld am Weltuntergang bin.«

Dies sind einige Formulierungen von Patienten mit einer depressiven Wahnsymptomatik, bei denen die kognitiven depressiven Denkinhalte über die Einengung, über die Angst und Sorge, über die überwertige Idee hinaus zur absoluten und nicht korrigierbaren »Gewissheit« geworden sind. Eine wahnhafte Depression ist also eine Depression, die mit einer *Fehlbeurteilung der Realität* einhergeht, an der der Patient festhält, unkorrigierbar und auch von früheren Erfahrungen unabhängig, auch wenn sie im Widerspruch zur Erfahrung der Mitmenschen und zu sonstigen Überzeugungen und Auffassungen sowie wissenschaftlichen Erkenntnissen steht. Häufig werden diese Fehlbeurteilungen auch nicht begründet, sondern sind aus der Herabgestimmtheit »evident«. Ein depressiver Wahn ist also eine falsche persönliche Überzeugung, die aus unrichtigen Folgerungen aus der Realität, aus aktuellen Ereignissen erwächst, die im Kontext einer tiefen depressiven Herabgestimmtheit steht und an der festgehalten wird, auch wenn das Ausmaß der Ideen völlig über das hinausgeht, was an normaler Sorge, an Angst und Furcht sonst Menschen möglich erscheint.

Gleichzeitig zu einem solchen psychotischen Erleben muss eine depressive Herabgestimmtheit als Basis vorliegen, was als »Stimmungskongruenz« bezeichnet wird. Auch paranoide Eigenbeziehungen sowie Halluzinationen sind möglich, die jedoch dann mit der Herabgestimmtheit in Verbindung stehen und schuldbezogene Projektionen sein müssen. Zum Beispiel: »Ich werde verfolgt, um bestraft zu werden«, als Projektion des eigenen Selbstbestrafungsbedürfnisses in der Depression. Die klassischen Wahnthemen von Verarmung, Versündigung, Schuld, Untergang und Krankheit sind in die jeweilige Kultur und das Zeitgeschehen eingebettet, wenngleich sie sich nicht an aktuellen Ereignissen aufhängen, sondern eher grundsätzliche Werte des jeweiligen Zeitrahmens wiedergeben.

Hinter jedem vordergründigen Wahnthema steht *Todesangst*, Untergangsgewissheit und mit zunehmender Dauer des Wahns gibt es ein Voranschreiten in Richtung Schuldgefühl mit Selbstbestrafungstendenz. Die »Unmöglichkeit« des Wahninhaltes liegt dabei in den quantitativen Ausmaßen, das heißt in der Generalisierung des Geschehens: Aus einer persönlichen

Katastrophe wird der verschuldete Weltuntergang. Häufig knüpfen Wahninhalte an reale lebensgeschichtliche Faktoren an, zum Beispiel der Verarmungswahn einer verwitweten Prokuristenfrau an die soziale Inkompetenz, sich selbst zu versorgen, Geld von einem Konto abzuheben und sich um das Alltägliche zu kümmern.

Warum nun ist dieses Krankheitsbild besonders wichtig? Zum einen ist es häufiger, als man denkt, wenn im stationären Rahmen etwa 15 Prozent aller depressiven Patienten dieses Zustandsbild aufweisen. Zum anderen ist es ein möglicherweise lebensgefährliches depressives Erkrankungsbild, da der depressive Wahn mit einem hohen Ausmaß an suizidaler Gefährdung einhergeht. Hinzu kommt, dass sich Menschen mit einem depressiven Wahn, wenn sie wieder aus dem Zustandsbild herausgekommen sind, häufig schämen und dann eher zu kurzen stationären Aufenthalten neigen, oft auch wenig zuverlässig sind hinsichtlich Therapie und rasch wieder dekompensieren.

Das Vorliegen eines depressiven Wahns ist nahezu immer eine *Indikation für eine stationäre Behandlung*. Gründe sind das erhöhte Suizidrisiko, die zunehmende Verschlechterung des Zustandsbildes ohne Behandlung, die Chronifizierungsgefahr und die Unmöglichkeit für den Menschen, mit diesem Leiden zu leben. Die Psychopharmakotherapie umfasst nach heutigem Wissensstand von Anfang an die Kombination eines Antidepressivums mit einem Neuroleptikum, häufig auch mit Benzodiazepinen zur Beruhigung und Angstlösung in der Akutbehandlung, der Erhaltungs- und der Langzeittherapie. Hinzu kommt eine adäquate Psychotherapie, die im Sinne einer Zwei-Phasen-Strategie zum einen die Sicherung der vitalen Bedürfnisse, die Suizidprävention und die *Übernahme von Hilfs-Ich-Funktionen* umfasst, zum anderen eher biografisch-integrativ und damit tiefenpsychologisch sein soll. Eine *Rezidivprophylaxe* ist dabei dringend erforderlich (siehe Tabelle »Hilfreicher Umgang mit wahnhaft Depressiven«).

MERKE **Angehörige fühlen sich meistens von diesen Geschehnissen völlig überfordert und sollten sich umgehend psychiatrische Hilfe und Beratung suchen.**

Im psychotherapeutisch orientierten Umgang mit dem Menschen ist die Akzeptanz wahnhaften Erlebens als Ausdruck von Angst wichtig, denn für die Person ist der Wahn ja subjektiv eine Wahrheit. So ist er mit seinem Erleben immer ernst zu nehmen, sein Erleben als Angst zu bezeichnen, die verstehbar ist, und auf Deutungen sollte weitgehend verzichtet werden. Man kann sich im Gespräch einfühlen und gleichzeitig abgrenzen, wobei beruhigende Versicherungen manchmal helfen, oft jedoch auch nicht. Ein Streit darum, wer nun »Recht« hat, wäre unprofessionell. Wichtig ist es, dass ein Therapeut die Not des Patienten erspürt, sich empathisch-identifikatorisch einzufühlt, lebenserhaltende Funktionen übernimmt sowie Angst und Zweifel des Patienten auch in der Rückbildung rasch erkennt. Aus der Gewissheit des Wahns wird unter adäquater antidepressiver Therapie sehr rasch Angst, dass es so sein könnte, Zweifel, ob es so sein wird, woraus sich Ansatzpunkte für entlastende, angstlösende und vorsichtige Realitätsüberprüfungen ergeben.

Hilfreicher Umgang mit wahnhaft Depressiven

Depressiver Wahn ist ein akuter Notfall
Rasche diagnostische Abklärung, sofortiges Krisenmanagement, umgehender Therapiebeginn
Der Patient kann nicht mit seinem Wahn leben, weil es um Todes- und Untergangsgewissheit geht
Suizidalität ist am größten in der Aufnahmephase und nach Abklingen des Wahns
Weglaufgefährdung abklären
Ernährung sicherstellen
Nicht allein lassen, kein Rückzug: Einzelbetreuung, Kontakt/Kommunikation und Kontrolle. Nach Abklingen von Wahn Kommunikationsdichte beibehalten
Angehörige entlasten, anfangs Besuche reduzieren; Krankheit als übergroßen Angstinhalt erklären

Man muss sich darüber im Klaren sein, dass das Erleben einer wahnhaften Depression auch für den Patienten und sein Umfeld im Gegensatz zu anderen Depressionsformen nur schwer nachvollziehbar ist: »Wie konnte ich mich nur so hineinsteigern?!« Vielleicht ist dies ein Grund dafür, warum wahnhaft depressive Patienten selten in nachstationäre ambulante Psychotherapie gehen, andererseits ist immer noch der Glaube unter Therapeuten verbreitet, dass bei einer wahnhaften Depression wegen der biologischen Mitbestimmtheit des Auftretens von Wahn, des Daseins eines Wahns, psychotherapeutische Intervention nicht notwendig bzw. möglich sei. Aber auch hier ist die auslösende Konstellation eine Wechselwirkung, ein Spannungsfeld, ein Konflikt zwischen der Persönlichkeit und ihren Werten und aktuellen Ereignissen, sodass psychotherapeutisch-präventiv zukünftige Dekompensationen reduziert werden könnten.

Eine wahnhafte Depression bedarf immer der Pharmakotherapie und auch der konsequenten langfristigen psychiatrisch-psychotherapeutischen Begleitung (Rezidiv- und Verschlechterungsprophylaxe).

So ist das Vorliegen eines depressiven Wahns immer ein akuter Notfall, der Folgendes bedarf:

- des hilfreichen Umganges, des fürsorglichen Schutzes,
- der Sicherung der vitalen Bedürfnisse (Essen, Trinken, Wohnen),
- einer adäquaten und ausreichenden Psychopharmakotherapie in der Kombination eines Antidepressivums mit einem mittel- bis hochpotenten Neuroleptikum unter Beachtung des Nebenwirkungsprofils von Anfang an,
- einer zusätzlichen Beruhigung und Angstlösung durch Benzodiazepine.

In der Psychotherapie gilt vielfach die medikamentöse Behandlung als »positives Lebenselement«, als »lebensbejahender« Teil des Therapeuten gegen die Todesgewissheit des Patienten. Sodann sind die vitalen Bedürfnisse wie Fürsorge für Essen, Trinken, Schlafen, Ruhe sowie Suizidvorbeugung durch hohe Kommunikationsdichte und Schutz in der Einzeltherapie einschließlich der Übernahme von stellvertretenden Funktionen wie Regelung von Besuchs- und Kontaktdichte oder Abnahme von Entscheidungen zu klären.

Die Behandlung depressiv kranker Menschen ist ein schwieriges Kapitel. Zum einen ist die Depression die häufigste psychische Erkrankung in der Allgemeinbevölkerung und wird überraschenderweise – tragischerweise – unterdiagnostiziert und unzureichend behandelt, während zum anderen heute eine Reihe von guten und fortschrittlichen Therapiemethoden im Bereich der Pharmakotherapie und der Psychotherapie vorliegen, die zu einer Verbesserung der Versorgungssituation beitragen können.

Die Entwicklung in den letzten 30 Jahren zeigt einen Trend zur »inneren Differenzierung« der Kliniken für Psychiatrie und Psychotherapie (Fachkrankenhäuser, psychiatrische Abteilungen), wobei die Einrichtung von »Depressionsstationen« – die erste in Deutschland entstand 1976 am damaligen Psychiatrischen Landeskrankenhaus Weißenau (dazu WOLFERSDORF 1997) – einen wesentlichen Beitrag geliefert hat. Jede Psychiatrieform jedoch muss letztlich in die Gemeindepsychiatrie (Stadtteilorientierung) und die Psychotherapie (Beschäftigung mit psychosozialen Bedingungen) münden. Depressionsstationen als Orte, an denen zeitlich befristet sämtliche Therapiemaßnahmen aus dem biologischen, psychologischen und soziotherapeutischen Bereich gebündelt werden, und zwar eingebettet in ein fürsorglich-förderliches, strukturiertes, empathisches und aktivierendes Milieu, nehmen zu und sehen ihre Aufgabe gerade in der Behandlung schwer und schwerstdepressiver Patienten, wie sie in diesem Buch geschildert werden. Diese Entwicklungsperspektive stimmt zuversichtlich, denn sie bietet gerade für diese Gruppe ein erstes adäquates Behandlungsangebot, wie es für depressiv Kranke heute als notwendig erscheint.

Die Ziele des hier vorgelegten Buches sind, sich dem Erleben depressiv kranker Menschen anzunähern, Verständnis für ihre innerseelischen Vorgänge zu entwickeln bzw. ihnen selbst verständlich zu machen sowie einen Blick auf die heutigen therapeutischen Angebote zu werfen. Ein Anspruch auf Vollständigkeit ist damit nicht verbunden, sondern es sollten aus der eigenen klinischen Erfahrung in der ambulanten und stationären Versorgung depressiv kranker Menschen persönlich wichtig erscheinende Überlegungen und Erfahrungen angesprochen werden. Vor diesem Hintergrund bleibt zu hoffen, dass dieses Ziel bei den Leserinnen und Lesern erreicht worden ist.

Ahrens, B.; Maier, W. (1998): Akuttherapie. In: Gaspar, M. (Hg.): Antidepressiva. Eigenschaften, Indikationen und praktische Anwendung. Stuttgart u. a., S. 57–66.

Akiskal, H. S. (1995): Mood disorders: introduction and overview. In: Kaplan, H. I.; Sadock, B. J. (Hg.): Comprehensive Textbook of Psychiatry/VI., Vol. 1. Baltimore u. a., S. 1067–1079.

Angst, J. (1987): The course of affective disorders. In: *Psychopathology*, 19, S. 47–52.

Angst, J. (1993): Epidemiologie der Depression. Resultate aus der Zürich-Studie. In: Pöldinger, W.; Reimer, C. (Hg.): Depression. Therapiekonzepte im Vergleich. Heidelberg u. a., S. 3–12.

Bauer, M.; Berghöfer, A.; Adle, M. (Hg.) (2005): Akute und therapieresistente Depressionen. Heidelberg u. a.

Beck, A.; Rush, A. J.; Shaw, B. F.; Emery, G. (1981): Kognitive Therapie der Depression. München.

Beck, A. T. (1967): Depression. New York.

Benedetti, G. (1983): Zur Psychodynamik und Psychotherapie der Depression. In: Benedetti, G. u. a. (Hg.): Psychosentherapie. Psychoanalytische und existenzielle Grundlagen. Stuttgart.

Benedetti, G. (1987): Analytische Psychotherapie der affektiven Psychosen. In: Kisker, K. P. u. a. (Hg.): Psychiatrie der Gegenwart 5. Heidelberg u. a., S. 369–385.

Benedetti, G. (1988): Zur psychodynamischen Struktur und zur Psychotherapie der Depression. In: Wolfersdorf, M. u. a. (Hg.): Klinische Diagnostik und Therapie der Depression. Regensburg, S. 9–22.

Bibring, E. (1952): Das Problem der Depression. In: *Psyche*, 6, S. 81–102.

Böker, H. (Hg.) (2001): Depression, Manie und schizoaffektive Psychosen. Psychodynamische Theorien, einzelfallorientierte Forschung und Psychotherapie. Gießen.

Deutsche Gesellschaft für Psychiatrie, Psychotherapie und Nervenheilkunde (Hg.) (2000): Praxisleitlinien in Psychiatrie und Psychotherapie. Band 5: Behandlungsleitlinie Affektive Erkrankungen. Darmstadt.

Dilling, H.; Mombour, W.; Schmidt, M.H. (Hg.) (1993): Internationale Klassifikation psychischer Störungen. ICD-10 Kapitel V (F). Klinisch-diagnostische Leitlinien. Göttingen u.a.

Eike-Spengler, M. (1977): Zur Entwicklung der psychoanalytischen Therapie der Depression. In: *Psyche*, 12, S. 1078–1125.

Elhardt, S. (1981): Neurotische Depression. In: *Psychother. Med. Psychol.*, 31, S. 10–14.

Elhardt, S. (1983): Neurotische Depression. In: Faust, V.; Hole, G. (Hg.): Depressionen. Stuttgart, S. 73–80.

Engel, R.R.; Volz, H.-P. (1998): Antidepressiva im Vergleich. In: Gaspar, M. (Hg.): Antidepressiva. Eigenschaften, Indikationen und praktische Anwendung. Stuttgart u.a., S. 49–56.

Faust, V. (1994): Depressionsfibel. Stuttgart u.a.

Federn, P. (1978): Das manisch-depressive Irresein. In: Feder, P. (Hg.): Ich-Psychologie und die Psychosen. Frankfurt a.M., S. 427–467.

Felber, W. (1993): Rezidivprophylaxe affektiver Erkrankungen mit Lithium. Regensburg.

Fenichel, O. (1975): Psychoanalytische Neurosenlehre. Olten.

Fichter, M.M. (1990): Verlauf psychischer Erkrankungen in der Bevölkerung. Heidelberg u.a.

Franke, A.; Kämmerer, A. (Hg.) (2001): Klinische Psychologie der Frau. Göttingen u.a.

Fritze, J.; Gaspar, M. (1998): Erhaltungstherapie und Rezidivprophylaxe. In: Gaspar, M. (Hg.): Antidepressiva. Eigenschaften, Indikationen und praktische Anwendung. Stuttgart u. a., S. 73–78.

Hänsel, R.; Faust, V. (1997): Spektrum Johanniskraut. Stuttgart.

Härter, M.; Bermejo, J.; Aschenbrenner, A.; Berger, M. (2001): Analyse und Bewertung aktueller Leitlinien zur Diagnostik und Behandlung depressiver Störungen. In: *Fortschritte der Neurologie und Psychiatrie*, 69, S. 390–401.

Hau, St.; Busch, H.-J.; Deserno, H. (Hg.) (2005): Depression – zwischen Lebensgefühl und Krankheit. Göttingen.

Hautzinger, M. (1991): Perspektiven für ein kognitiv-psychologisches Konzept der Depression. In: Mundt, Ch. u. a. (Hg.): Depressionskonzepte heute. Heidelberg u. a.

Hegerl, U. (2005): Diagnostisches und therapeutisches Defizit. Vortrag im Rahmen der »Gesundheitsziele« der Gesellschaft für Versicherungswissenschaft und -gestaltung e.V. am 28. November 2005 in Berlin.

Heim, E. (1981): Konsequenzen für die Praxis aus der Psychotherapieforschung der letzten Jahre. In: *Schweizer Archiv Neurol. Psychiat.*, 128, S. 211–226.

Heindl, A. (1998): Die stationäre Behandlung von Depressionen. Bamberg.

Hoff, P. (1999): Depressive Störungen. Vortrag beim Symposium »Depression« in Gangelt. Unv. Manuskript.

Hole, G. (1979): Das depressive Syndrom in der Allgemeinpraxis. In: *Ärztliche Praxis*, 51, S. 2354–2359.

Hole, G. (1984): Die neurotisch-depressive Fehlhaltung und die endoneurotische Dekompensation. In: Haase, H. J. (Hg.): Der depressive Mensch. Erlangen, S. 18–22.

Holsboer-Trachsler, E.; Vanoni, Ch. (1998): Depression und Schlafstörungen in der Allgemeinpraxis. Binningen.

Jamison, K.R. (1997): Meine ruhelose Seele. Die Geschichte einer Depression. München.

Joraschky, P. (1983): Psychotherapeutische Methoden bei der Behandlung depressiver Verstimmungen. In: Daun, H.; Lungershausen, E.; Wittkowski, R. (Hg.): Das depressive Syndrom – Schäden peripherer Einzelnerven-Epilepsie. Diagnose und Therapie. Frankfurt a.M., S. 81–96.

Kapfhammer, H.P. (1993): Epidemiologie der Depression im Rahmen von Tumorerkrankungen. In: Staab, H.-J.; Ludwig, M. (Hg.): Depression bei Tumorpatienten. Stuttgart u.a., S. 29–41.

Kasper, S. u.a. (1994): Depressive Störungen. Erkennen und behandeln. Basel u.a.

Kasper, S.; Jung, B. (1995): Psychiatrisch relevante Nebenwirkungen der nicht psychopharmakologischen Pharmakotherapie. In: *Nervenarzt*, 66, S. 649–661.

Kast, V. (1982): Trauern. Stuttgart.

Kielholz, P.; Hole, G. (1973): Depression. In: Müller, Ch. (Hg.): Lexikon der Psychiatrie. Heidelberg u.a., S. 111–116.

Klerman, G.L. (1984): Affektive Erkrankungen. In: Freedman, A.M. u.a. (Hg.): Psychiatrie in Praxis und Klinik. Bd. 1: Schizophrenie, affektive Erkrankungen, Verlust und Trauer. Stuttgart u.a., S. 317–337.

Kopittke, W.; Wolfersdorf, M. (1989): Zur Phänomenologie depressiver Syndrome aus klinisch-psychiatrischer Sicht. In: Straub, R.; Hautzinger, M.; Hole, G. (Hg.): Denken, Fühlen, Wollen und Handeln bei depressiven Menschen. Bern u.a., S. 1–9.

KUIPER, P. C. (1991): Seelenfinsternis. Die Depression eines Psychiaters. Frankfurt a. M.

LEHMANN, A.; LEHLE, B. (1993): Depressionen ... und was man dagegen tun kann. Ein Ratgeber für Betroffene und Angehörige. Freiburg i. Br.

LEPINE, J.-P.; GASTPAR, M.; MENDLEWICZ, J.; TYLEI, A.; DEPRESS Steering Commitee (1997): Depression in the community. In: International clinical psychopharmacology, 12, S. 19–29.

LEWINSOHN, P. M. (1974): A behavioral approach to depression. In: FRIEDMAN, R. J.; KATZ, M. M. (Hg.): The psychology of depression. New York u. a., S. 157–178.

MALCHOW, C. P.; KANITZ, R.-D.; DILLING, H. (Hg.) (1995): ICD-10, Computer-Tutorial: Psychische Störungen. Göttingen u. a.

MAUTHE, J.-H. (Hg.) (1999): Krankheit und Geschlecht. Konzepte und Kontroversen. Sternenfels.

MÖLLER, H.-J. (1998): Unerwünschte Wirkungen von Antidepressiva. In: GASPAR, M. (Hg.): Antidepressiva. Stuttgart u. a., S. 79–87.

MÜLLER, W. E. (1997): Pharmakodynamische Aspekte neuer Antidepressiva. In: *Psychopharmakotherapie*, 6, Suppl., S. 2–7.

MÜLLER, W. E. (1998): Wirkungsmechanismen von Antidepressiva. In: GASPAR, M. (Hg.): Antidepressiva. Eigenschaften, Indikationen und praktische Anwendung. Stuttgart u. a., S. 41–47.

PIACENTINI, T. C. (1983): Der Wahn, der Patient und der Analytiker. In: BENEDETTI, G. u. a. (Hg.): Psychosentherapie. Psychoanalytische und existenzielle Grundlagen. Stuttgart, S. 163–198.

POST, R. M. (1992): Transduction of psychosocial stress into the neurobiology of recurrent affective disorder. In: *American Journal of Psychiatry*, 149, S. 999 ff.

REIMER, C. (1995): Tiefenpsychologische Zugänge zu depressiv Kranken. In: *Psychotherapeut*, 40, S. 367–372.

REIMER, C. (1996): Tiefenpsychologisch orientierte Depressionsbehandlung. In: REIMER, C. u. a. (Hg.): Psychotherapie. Ein Lehrbuch für Ärzte und Psychologen. Heidelberg u. a., S. 406–415.

REITER, L. (1995): Die Rolle der Angehörigen in der Therapie depressiver Patienten. Eine systemisch-integrative Sicht. In: *Psychotherapeut*, 40, S. 358–366.

RIEMANN, F. (1961): Grundformen der Angst. Eine tiefenpsychologische Studie. München.

ROGERS, C. R. (1973): Die klientenzentrierte Gesprächspsychotherapie. München.

RUPPE, A. (1996): Langzeitverlauf von Depressionen. Regensburg.

RUPPRECHT, U.; HESS, H.; WOLFERSDORF, M. (1998): Körperorientierte Verfahren in der Depressionsbehandlung. In: *Neurologie und Psychiatrie*, 12, S. 115–121.

SAVIOTTI, M. (1983): Der therapeutische Zugang zum depressiven Patienten. In: BENEDETTI, G. u. a. (Hg.): Psychosentherapie. Psychoanalytische und existenzielle Grundlagen. Stuttgart, S. 215–261.

SCHAUENBURG, H. u. a. (1999): Zur Psychotherapie der Depression. In: *Psychotherapeut*, 44, S. 127–136.

SCHAUENBURG, H.; HOFMANN, B. (Hg.) (2007): Psychotherapie der Depression. Stuttgart.

SCHRAMM, E. (Hg.) (1996): Interpersonelle Psychotherapie. Stuttgart.

SCHULTE, W. (1961): Nichttraurigseinkönnen im Kern melancholischen Erlebens. In: *Nervenarzt*, 32, S. 314–320.

SELIGMAN, M. E. P. (1979): Erlernte Hilflosigkeit. München u. a.

SILLEM, P. (Hg.) (1997): Melancholie oder Vom Glück, unglücklich zu sein. Ein Lesebuch. München.

STEINER, B. u.a. (1992): Zum Stellenwert unterschiedlicher psychosozialer Faktoren für den Verlauf depressiver Erkrankungen. In: STEINER, B.; KELLER, F.; WOLFERSDORF, M. (Hg.): Katamnese-Studien in der Psychiatrie. Göttingen u.a., S. 21–40.

TELLENBACH, H. (1976): Melancholie. Heidelberg u.a.

TELLENBACH, H. (1988): Verschränkung natürlichen und geschichtlichen Daseins im Typus melancholicus. In: WOLFERSDORF, M.; KOPITTKE, W.; HOLE, G. (Hg.): Klinische Diagnostik und Therapie der Depression. Regensburg, S. 23–34.

VOLK, St. A.; TRAVERS, H-W.; NEUBIG, H. (1998): Depressive Störungen. Diagnostik, Ursachen, Psycho- und Pharmakotherapie. Stuttgart.

VOLZ, H.-P.; HÄNSEL, R. (1995): Hypericum (Johanniskraut) als pflanzliches Antidepressivum. In: *Psychopharmakotherapie*, 2, S. 61–67.

WILL, H. (1999): Psychodynamik bei Depressiven. Vortrag beim AK Depressionsstationen in Gießen. Unv. Manuskript.

WILL, H. (2001): Ambulante psychoanalytische Behandlung depressiver Störungen. In: *Psychotherapie im Dialog*, 4, S. 397–407.

WISDOM, J. O. (1967): Die psychoanalytischen Theorien über die Melancholie. Entwicklungsgeschichte und Vergleich. In: *Psychoanal.*, 4, S. 102–154.

WITTCHEN, H-U.; MÜLLER, N.; SCHMIDTKUNZ, B.; WINTER, S.; PFISTER, H. (2000): Erscheinungsformen, Häufigkeit und Versorgung von Depressionen. Ergebnisse des bundesweiten Gesundheitssurveys »Psychische Störungen«. In: *Fortschritte der Medizin*, 118 (Sonderheft 1), S. 10.

WOLFERSDORF, M. (1992): Hilfreicher Umgang mit Depressiven. Göttingen u. a.

WOLFERSDORF, M. (1995): Depressive Störungen. Phänomenologie, Aspekte der Psychodynamik und -therapie. In: *Psychotherapeut*, 40, S. 330–347.

WOLFERSDORF, M. (1996): Klinisches Bild depressiver Störungen. In: *Management of Depression*, 1, München.

WOLFERSDORF, M. (1997): Depressionen – Aspekte der Psychodynamik bei depressiven Störungen. In: WOLFERSDORF, M. (Hg.): Management of Depression. ARCIS, Band 2, München.

WOLFERSDORF, M. (2000): Der suizidale Patient in Klinik und Praxis. Stuttgart.

WOLFERSDORF, M. (2002): Depressionen – verstehen und bewältigen. Heidelberg u. a.

WOLFERSDORF, M. (2007): Psychische Erkrankung und Arbeitsfähigkeit bei affektiven Störungen. Vortrag im Rahmen des Qualitätszirkels Arbeitsmedizin, Gewerbeaufsichtsamt der Regierung von Oberfranken am 14. Februar 2007, Bayreuth.

WOLFERSDORF, M. u. a. (2007): Stationäre Psychotherapie depressiver Störungen. In: HOFFMANN, N.; SCHAUENBURG, H. (Hg.): Psychotherapie der Depression. Stuttgart u. a.

WOLFERSDORF, M.; GRÜNEWALD, I.; HESS, H.; RUPPRECHT, U. (1999): Unterschiede in der Therapie depressiver Männer und Frauen. In: Mauthe, J.-H. (Hg.): Krankheit und Geschlecht. Sternenfels, S. 79–98.

WOLFERSDORF, M.; HEINDL, A. (2003): Chronische Depression. Grundlagen, Erfahrungen und Empfehlungen. Lengerich.

WOLFERSDORF, M.; HEINDL, A.; SCHUH, B.; KORNACHER, J.; RUPPRECHT, U.; KELLER, F. (2005): Psychosoziale Faktoren. In:

Bauer, M., u. a. (Hg.): Akute und therapieresistente Depressionen. Heidelberg u. a., S. 445–458.

Wolfersdorf, M.; Kornacher, J.; Rupprecht, U. (Hg.) (2003): Stationäre Depressionsbehandlung heute. Neue Themen: Die interpersonale Dimension, Mutter-Kind-Beziehung, Qualitätssicherung, Selbsthilfe. Regensburg.

Wolfersdorf, M.; Schulte-Wefers, H.; Straub, R.; Klotz, Th.; Adler, L. (2007): Männer-Depression, Frauen-Depression? Psychophysiologische Unterschiede? In: *Psychiatrische Praxis*, 24, Suppl. 1, S. 176–177.

Wolfersdorf, M. u. a. (1997): Modellprojekt zur Qualitätssicherung der klinischen Depressionsbehandlung. In: Berger, M.; Gaebel, W. (Hg.): Qualitätssicherung in der Psychiatrie. Heidelberg u. a., S. 67–86.

Zimmermann, U. (1993): Mittel- und langfristige Therapie der unipolaren Depression. In: *Psychiatrische Praxis*, 20 (Sonderheft), S. 59–63.

Wer sich im Internet weiter über das Krankheitsbild »Depression« informieren möchte, kann das auf den folgenden, ausgewählten Seiten tun. Um Aufschluss darüber zu gewinnen, wer solche Seiten und gegebenenfalls mit welchen Interessen betreibt, sollten sich Nutzer auch die jeweilige Selbstdarstellungsseite ansehen, etwa unter »Impressum« oder »Wir über uns«.

www.bapk.de ▷
Die Seite der sogenannten Familien-Selbsthilfe Psychiatrie (früher: Bundesverband der Angehörigen psychisch Kranker), hier ist auch Beratung möglich.

www.bpe-online.de ▷
Seite des Bundesverbandes der Psychiatrie-Erfahrenen. Bietet auch Adressen örtlicher Selbsthilfe-Gruppen, viele davon haben aber einen Schizophrenieschwerpunkt.

www.buendnis-depression.de ▷
Diese Seite bietet für fast jede Region qualifizierte Adressen, auch für die Schweiz und Österreich.

www.depression-therapie-forschung.de ▷
Seite eines Betroffenen, der versucht, viele Informationen zu sammeln und anderen Betroffenen eine Orientierung zu geben.

www.dgbs.de ▷
Seite der Deutschen Gesellschaft für bipolare Störungen, enthält umfangreiche Infos, auch eine kommentierte Literaturliste, siehe zudem unter »Selbsthilfe«.

www.gesundheitpro.de ▷
Eine Verlagsseite mit vielen Informationen zu häufigen Krankheiten.

www.kompetenznetzwerk-depression.de ▷

Eine Website psychiatrischer Verbände und Experten. Enthalten ist auch eine Liste der Krisendienste in Deutschland, geordnet nach Postleitzahlen, siehe unter »Hilfe und Selbsthilfe«.

www.medizinfo.com ▷

Ein »Gesundheitsportal für Verbraucher und Fachkräfte« zu allen Erkrankungen.

www.psychiatrie.de ▷

Eine Seite, auf der sich Informationen zu psychischen Erkrankungen finden, zudem Bücher und auch viele Links zu Fachverbänden.